Brian G. Skotko & Susan P. Levine

APERTEM OS CINTOS

Um curso intensivo
sobre síndrome de Down
para irmãos e irmãs

Copyright© 2022 by Literare Books International
Todos os direitos desta edição são reservados à Literare Books International.

Presidente:
Maurício Sita

Vice-presidente:
Alessandra Ksenhuck

Diretora executiva:
Julyana Rosa

Diretora de projetos:
Gleide Santos

Capa, projeto gráfico e diagramação:
Gabriel Uchima

Imagem da capa:
Freepik

Tradução:
Sérgio Nascimento

Relacionamento com o cliente:
Claudia Pires

Impressão:
Gráfica Paym

Dados Internacionais de Catalogação na Publicação (CIP)
(eDOC BRASIL, Belo Horizonte/MG)

S629a Skotko, Brian G.
Apertem os cintos: um curso intensivo sobre síndrome de Down para irmãos e irmãs / Brian G. Skotko, Susan P. Levine. – São Paulo, SP: Literare Books International, 2022.
16 x 23 cm

Título original: Fasten your seatbelt
ISBN 978-65-5922-436-4

1. Down, Síndrome de. 2. Irmãos e irmãs. 3. Down, Síndrome de – Pacientes – Relações familiares. I. Levine, Susan P. II. Título.
CDD 616.85

Elaborado por Maurício Amormino Júnior – CRB6/2422

Literare Books International.
Rua Antônio Augusto Covello, 472 – Vila Mariana – São Paulo, SP.
CEP 01550-060
Fone: +55 (0**11) 2659-0968
site: www.literarebooks.com.br
e-mail: literare@literarebooks.com.br

Dedicatória

Brian dedica este livro a Kristin e Alison, irmãs excepcionais com grandes corações.

Sue dedica este livro a todos os irmãos e irmãs que conheceu ao longo dos anos, e a seus colegas, Cheryl Gaudette e Nancy Phalanukorn, cuja dedicação à vida das crianças com deficiência e de suas famílias tem sido uma jornada compartilhada.

Sue e Brian também gostariam de agradecer a nossos irmãos conselheiros, Andrew Cecchetti e Alison Herrington, que passaram muitas horas revisando o manuscrito. Seus comentários honestos e atenciosos ajudaram a tornar este livro mais completo.

Prefácio
(Instituto Mano Down e Projeto Irmãos)

Ser irmão de pessoas com necessidades específicas nos traz sentimentos que às vezes não sabemos administrar. Implica em aprendizados como equilíbrio do amor familiar e de si próprio, alteridade, doação de si sem esperar nada em troca e muitas vezes, assumir grandes responsabilidades precocemente.

O convívio com as diferenças é a melhor forma de construir uma sociedade plural, que respeite e valorize as potencialidades de cada um. Ao entender o processo de convivência familiar, durante os ciclos da vida, através do olhar dos irmãos, é possível aprimorar habilidades socioemocionais (*soft skills*) como empatia, resiliência, gestão, visão estratégica holística, criatividade, com amor e felicidade.

As *soft skills* mostram-se cada vez mais importantes na formação de um cidadão global consciente e capaz de exercer um papel ativo, de impacto por uma sociedade mais inclusiva.

Dedicatória
(Instituto Mano Down e Projeto Irmãos)

Dedicamos este livro a todos os manos e manas que muitas vezes não sabem lidar com sentimentos como indiferença, rejeição, raiva, ciúmes, medo, carência, falta de pertencimento ou simplesmente são curiosos em saber como administrar o amor na convivência com a síndrome de Down ou qualquer outra condição específica.

Em especial à Maria e Gabriel Jacques Martins Uchoa Costa, irmãos do Pedro, Débora Goldzveig, irmã do David e Leonardo Gontijo, irmão do Eduardo (Dudu do Cavaco), que entre tantas outras características incríveis, têm síndrome de Down.

Dedique você também esse livro para um mano ou mana que você podem ressignificar esses sentimentos, ou que simplesmente, tenham um grande significado para você.

Escreva seu recado na próxima página.

Escreva seu recado:

_____
_____
_____
_____
_____
_____
_____

Acesse e contribua com a pesquisa adaptada por Caroline Nóbrega, como para um estudo acadêmico em seu mestrado. Uma tradução do questionário elaborado pelos autores deste livro, Brian Skotko e Susan Levine. Contribua com suas respostas! Confira mais participações no site: https://manodown.com.br/

Questionário para irmãos e irmãs, de 9 a 11 anos
https://forms.gle/Xsz1uHS7JPuzQSA39

Questionário para irmãos e irmãs, a partir de 12 anos
https://forms.gle/GiieV1KUNN1JZcJa6

Sobre o Projeto Irmãos

Criado e idealizado em 2014, o Projeto Irmãos é formado por irmãos de pessoas com necessidades específicas. Proporciona um espaço íntimo, seguro, de compartilhamento sem julgamentos que, através da escuta ativa, contribui com o estabelecimento de vínculos familiares afetivos, incentivando o protagonismo e utilizando-se de um olhar consciente, plural e respeitoso para si e para sociedade.

Acesse nossas redes:
- @projetoirmaos2018
- https://linktr.ee/projetoirmaos | www.projetoirmaos.com.br
- YouTube/Projeto Irmãos

Para contribuir:
Banco Cora
Agência: 0001
Conta: 1455699-0
Nº do banco: 403
Nome da Empresa: Projeto Irmãos
CNPJ: 42.833.182/0001-21
PIX: CNPJ: 42.833.182/0001-21

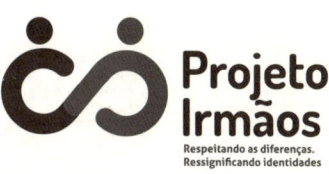

Sobre o Instituto Mano Down

10 ANOS TRANSFORMANDO VIDAS. Da história de amor de dois irmãos nasceu o Instituto Mano Down, organização social, que atua em Belo Horizonte e há dez anos vem transformando vidas e gerando impactos sociais positivos. O nosso propósito é promover o desenvolvimento e autonomia de pessoas com síndrome de Down e outras deficiências intelectuais, dando oportunidades para que sejam incluídas e conquistem o seu espaço na sociedade.

Acesse nossas redes:

- manodown.com.br
- Facebook.com/manodown | @institutomanodown
- YouTube/Instituto Mano Down

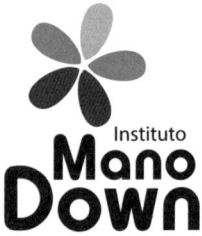

Atenção!

Vale ressaltar que cada país tem sua legislação vigente. Fazendo uma adaptação ao contexto brasileiro, temos como base de apoio a essa obra, a Constituição da República Federativa do Brasil de 1988, o Código Civil, constituído pela a Lei 10.406, de 10 de Janeiro de 2002, a LBI – Lei Brasileira de Inclusão Nº 13.146, de 6 de julho de 2015, o Estatuto do Idoso, Nº 10.741, de 1º de outubro de 2003 e as Leis Previdenciárias, Nº 8.213, de 24 de julho de 1991, que dispõe sobre os Planos de Benefícios da Previdência Social.

Sumário

INTRODUÇÃO 13

CAPÍTULO 1
Preparando tudo para ir:
obtendo informações
sobre a síndrome de Down......................................15

CAPÍTULO 2
Teste prático de direção:
como as pessoas com
síndrome de Down aprendem..................................41

CAPÍTULO 3
Dando pitacos para o motorista:
lidando com as questões familiares........................71

CAPÍTULO 4
Pisando nos freios:
lidando com comportamentos frustrantes..............99

CAPÍTULO 5
Congestionamento:
administrando situações incômodas.....................121

CAPÍTULO 6
Desvio à frente:
organizando seus sentimentos 143

CAPÍTULO 7
Lendo o mapa da estrada:
como se tornar um apoiador 165

CAPÍTULO 8
"Já chegamos?":
olhando para o futuro 183

CAPÍTULO 9
Sinais rodoviários:
recursos locais e nacionais 203

ÍNDICE 215

SOBRE OS AUTORES 223

Introdução

Um a um, irmãos e irmãs de todas as idades, escreveram suas perguntas em cartões em branco – sem incluir os nomes! – e os jogaram em uma caixa no centro da sala. As portas estavam fechadas, e não foi permitida a entrada dos pais. Quando o programa começou, retiramos as perguntas uma por vez para discutir em particular com o grupo. Estávamos em uma conferência de irmãos e irmãs, e todos tinham vindo para discutir a respeito de uma coisa – seus irmãos com síndrome de Down.

Durante 34 anos no total, conhecemos mais de 3.380 irmãos e irmãs em oficinas como estas em todo o país. Alguns participaram de programas patrocinados pela National Down Syndrome Society ou pelo National Down Syndrome Congress. Outros compartilharam suas experiências conosco em uma reunião de irmãos patrocinada por uma agência local ou por um grupo de síndrome de Down. Juntos, respondemos a algumas das perguntas mais difíceis e desafiadoras sobre irmãos e irmãs com síndrome de Down.

O que causa a síndrome de Down? Se você tiver filhos um dia, eles terão síndrome de Down? O que você deve fazer quando as pessoas olham para sua irmã em público? Como você deve lidar com as pessoas que usam a palavra "r"? Onde seu irmão vai morar quando ficar mais velho? Estas são somente algumas das muitas perguntas que foram feitas durante essas oficinas.

Neste livro, reunimos todas essas perguntas reflexivas em um só lugar, com algumas respostas. Se você já esteve em uma de nossas oficinas, poderá reconhecer suas perguntas, apresentadas aqui sem nomes inclusos. Se você nunca esteve em um grupo de irmãos antes, você provavelmente tem perguntas a respeito de seu irmão ou irmã que têm incomodado você – talvez até mesmo uma ou duas que você tenha tido receio de perguntar. Se for o caso, esperamos que você encontre aqui algumas respostas úteis. Toda pergunta merece uma resposta, e todo sentimento é válido e importante de ser explorado.

Ter um irmão e uma irmã com síndrome de Down significa que você vivencia muitas alegrias e desafios. Vamos começar a discussão.

1

Preparando tudo para ir: obtendo informações sobre a síndrome de Down

1

Provavelmente seus amigos já perguntaram: "Então, o que é a síndrome de Down?" É possível que você tenha dado uma explicação sobre os cromossomos que aprendeu na aula de ciências. Talvez tenha mencionado algumas das características físicas encontradas nas pessoas com síndrome de Down. Você pode até ter falado sobre algumas das formas em que seu irmão ou irmã é único ou única. Mas já sentiu que você mesmo precisava de mais informações?

Às vezes, quando você é irmão ou irmã, você sente que precisa ser um especialista internacional em síndrome de Down. Que pessoas farão muitas perguntas sobre a condição, talvez para o resto de sua vida. Quando um amigo te visita, pode querer saber por que chamam de "síndrome de Down". Talvez durante um passeio ao shopping, um de seus amigos pergunte a você se ter uma irmã com síndrome de Down significa que você mesmo terá filhos com síndrome de Down um dia. Até mesmo adultos talvez queiram saber mais sobre as condições médicas que seu irmão ou irmã possa apresentar.

O objetivo deste capítulo é fornecer fatos sobre a síndrome de Down. Aqui estão incluídas algumas das perguntas mais frequentes que irmãos e irmãs de todo o país têm feito – ou outras pessoas. Depois de ler essas respostas, você se sentirá mais bem preparado na próxima vez que alguém quiser saber um pouco mais sobre seu irmão ou irmã.

O que causa a síndrome de Down?

Existem três tipos de síndrome de Down, todos causados pelo excesso de cromossomos – os pacotes microscópicos de instruções nas células de seu corpo que determinam como você cresce e se desenvolve. Cada célula de seu corpo tem 46 desses cromossomos – 23 que vieram de seu pai (contidos no esperma) e 23 que vieram de sua mãe (contidos no óvulo). Os cientistas numeram esses cromossomos de 1 a 22 e chamam o 23º cromossomo de "cromossomo sexual", pois ele determina se você será um menino ou uma menina. Em geral, as pessoas têm duas cópias do cromossomo 1, duas cópias do cromossomo 2, duas cópias do cromossomo 3, e assim por diante.

Como você deve se lembrar de suas aulas de ciências, os cromossomos contêm genes. Alguns cromossomos são grandes e contêm cerca de 3 mil genes; outros são pequenos e têm somente cerca de 200. Um gene é um conjunto de instruções que seu corpo precisa para funcionar de modo correto. Por exemplo, você tem genes que

> " Existem três tipos de síndrome de Down, todos causados pelo excesso de cromossomos – os pacotes microscópicos de instruções nas células de seu corpo que determinam como você cresce e se desenvolve. "

dizem a seu corpo qual deve ser a cor de seus olhos. Você tem genes que determinam qual será sua altura. Você também tem genes que programam seu corpo para desenvolver seu coração, seus pulmões e seu fígado. Os cientistas hoje acreditam que cada pessoa tem aproximadamente 25 mil genes!

Trissomia 21

Cerca de 95% das pessoas com síndrome de Down têm três cópias completas do cromossomo 21 em cada célula (e duas cópias de todos os outros cromossomos, assim como você). Esse cromossomo extra normalmente vem do óvulo da mãe antes da concepção. Como as células se dividem e o bebê continua a crescer, esse cromossomo extra é copiado com todos os outros em todas as células do corpo. Como resultado, cada célula do corpo tem um cromossomo extra para um total de 47. Esse tipo de síndrome de Down é chamado de "trissomia 21".

O cromossomo 21 é um dos menores cromossomos, contendo por volta de 200 a 400 genes. Como as pessoas com síndrome de Down têm uma cópia extra do cromossomo 21, no entanto, eles têm um conjunto extra dos 200-400 genes que estão nesse cromossomo em cada uma de suas células. Esses genes extras resultam em muitas das características e condições médicas relacionadas à síndrome de Down. Os cientistas estão ativamente tentando descobrir o que cada gene extra faz em alguém com síndrome de Down.

Translocação robertsoniana

Cerca de 4% das pessoas com síndrome de Down têm duas cópias do cromossomo 21 e uma terceira cópia parcial do cromossomo 21 em suas células. Na realidade, essa terceira cópia é normalmente uma cópia combinada dos cromossomos 14 e 21. Em geral, o óvulo da mãe consegue de alguma forma unir partes dos cromossomos 14 e 21 em um único cromossomo. Na maioria dos casos, essa recombinação ocorre antes da concepção. Após a concepção, essa terceira cópia se desenvolve no bebê como um análogo do cromossomo 21 e é duplicada em todas as células do corpo do bebê. Esse tipo de síndrome de Down é chamado de "translocação robertsoniana".

Mosaicismo

O último 1% das pessoas com síndrome de Down têm um tipo chamado "Mosaicismo" ou síndrome de Down com mosaico. Nesse tipo, algumas células do corpo têm três cópias do cromossomo 21, enquanto outras células têm as duas cópias habituais. Essa rara forma de síndrome de Down pode ocorrer devido a uma mudança genética antes ou depois da concepção. Em alguns casos, o bebê em desenvolvimento recebe três cópias do 21º cromossomo (como na Trissomia do cromossomo 21, descrita anteriormente), mas depois consegue "perder" parte das cópias do terceiro cromossomo nas células em desenvolvimento. Em outros casos, o bebê em desenvolvimento recebe os típicos 46 cromossomos de seus pais. Então, logo após a concepção, algumas das células duplicadas adquirem um cromossomo extra, o que leva a três cópias do 21º cromossomo em certas células.

O número e a localização das células do corpo que têm um cromossomo 21 extra poderiam determinar quantas características e condições médicas alguém com esse tipo de síndrome de Down poderia ter. Por exemplo, se muitas das células do coração têm três cópias do cromossomo 21, uma pessoa com síndrome de Down com mosaico pode ter maior probabilidade de ter uma das condições cardíacas comumente associadas à síndrome de Down. Se muitas células do cérebro tiverem três cópias do cromossomo 21, a pessoa pode ter mais dificuldades de aprendizado, o que é comum às pessoas com síndrome de Down. Os cientistas ainda estão tentando descobrir como esses poucos indivíduos com síndrome de Down com mosaico ficam com três cópias do cromossomo 21 em apenas algumas de suas células.

Em cada um desses três tipos de síndrome de Down, o que de fato faz que o cromossomo extra vá parar nas células do bebê?

Essa é uma grande pergunta e os cientistas de todo o mundo estão tentando respondê-la. Nesse momento, simplesmente não sabemos a resposta. Sabemos que as mulheres mais velhas são mais propensas a ter filhos com síndrome de Down, por isso algumas pessoas pensam que os cromossomos nos óvulos de uma mãe não se dividem de modo correto quando a mulher envelhece. No entanto, isso não explica como os bebês com síndrome de Down podem nascer de mães jovens. Hoje em dia, os pesquisadores não têm nenhuma outra explicação além da idade da mãe; alguns simplesmente acreditam que o cromossomo extra às vezes acontece de maneira aleatória. Mas fique atento, pois os pesquisadores decerto terão novas pistas em breve.

Quantas pessoas com síndrome de Down existem?

Segundo o último Censo Populacional (IBGE, 2010), o Brasil tem 45,6 milhões de pessoas com algum tipo de deficiência, o que representa 23,9% da população.

A síndrome de Down atinge cerca de 270mil pessoas no Brasil, sendo que de 700 brasileiros que nascem, 1 tem síndrome de Down.

Em 2015 havia cerca de 5,4 milhões de pessoas com síndrome de Down no mundo todo. (Fonte: http://www.movimentodown.org.br/)*

A síndrome de Down é mais comum em meninos ou em meninas?

Até onde os pesquisadores e cientistas sabem, todos os três tipos de síndrome de Down ocorrem igualmente em meninos e meninas. A síndrome de Down ocorre em pessoas de todas as raças, religiões e etnias.

Meu amigo disse que crianças nascem com síndrome de Down por causa da idade dos pais. Isso é verdade?

Os cientistas sabem que à medida que as mães envelhecem, aumentam as chances de que seus filhos nasçam com síndrome de Down (qualquer um dos três tipos). Quando uma mãe tem 35 anos de idade, por exemplo, suas chances de ter um filho com síndrome de Down são aproximadamente 1 em 353. Isso significa que se houvesse 353 mães grávidas, todas com 35 anos de idade, esperaríamos que uma delas tivesse um filho com síndrome de Down.

Quando uma mãe é um pouco mais velha, digamos 40 anos, suas chances de ter um filho com síndrome de Down são de aproximadamente 1 em 85. Isso significa que se houvesse 85 mães grá-

> **"A síndrome de Down ocorre em pessoas de todas as raças, religiões e etnias."**

---
* texto adaptado para realidade Brasileira.

vidas, todas com 40 anos de idade, esperaríamos que uma delas tivesse um filho com síndrome de Down.

Como você pode ver, são necessárias 355 mães aos 35 anos de idade para ter um filho com síndrome de Down, enquanto são necessárias apenas 85 mães aos 40 anos para encontrarmos um filho com síndrome de Down. Alguns cientistas se referem a esse fator como "idade materna avançada", o que significa que quanto mais velha for uma mãe, maior é a probabilidade de que ela possa ter um filho com síndrome de Down. Entretanto, os cientistas ainda não são capazes de explicar por que as mães mais velhas têm mais probabilidade de ter bebês com síndrome de Down.

É importante notar, no entanto, que uma mãe mais jovem ainda pode ter um filho com síndrome de Down, mesmo que suas chances sejam menores do que a de uma mãe mais velha. Por exemplo, uma mãe de 26 anos tem cerca de 1 em 1.285 chances de ter um filho com síndrome de Down. Mais mulheres, contudo, tendem a ter bebês quando são mais novas, ao invés de mais velhas. Assim, só por haver mais nascimentos entre mães mais jovens, mais bebês com síndrome de Down nascerão entre as mulheres mais jovens.

E quanto aos pais? Os pesquisadores estão agora começando a acreditar que a idade do pai também pode afetar as chances de ter um filho com síndrome de Down. No momento atual, no entanto, ainda não está claro o papel que a "idade paternal avançada" desempenha.

A síndrome de Down é contagiosa?

Não. Nem você nem seus amigos terão a síndrome de Down por estarem perto de seu irmão ou irmã. Se você não nascer com síndrome de Down, você não poderá desenvolver essa condição.

Se eu tiver filhos um dia, eles terão a síndrome de Down?

Seus amigos podem ter perguntado – ou você mesmo pode estar se perguntando – sobre suas chances de um dia ter um filho com síndrome de Down. A resposta depende do tipo de síndrome de Down que seu irmão ou irmã tem. Se você estiver interessado, você pode perguntar a sua mãe ou pai se eles sabem o tipo de síndrome de Down de seu irmão ou irmã. Caso eles não saibam, essa informação pode ser obtida por meio de testes genéticos feitos por um médico. Os testes genéticos costumam envolver a coleta de uma pequena quantidade de sangue de seu irmão ou irmã para contar o número de cromossomos nas células sanguíneas.

Se seu irmão tem trissomia do cromossomo 21 ou síndrome de Down com mosaico, você tem as mesmas chances de ter um filho com síndrome de Down que qualquer outra pessoa no mundo. Seu irmão ou irmã não tem influência alguma sobre suas chances de ter um filho com síndrome de Down.

Se seu irmão ou irmã tem a forma muito rara da síndrome de Down conhecida como translocação robertsoniana, suas chances são um pouco maiores se você for considerado um "portador genético". Um portador genético é alguém que tem o potencial de passar uma condição genética para seus filhos sem ter a própria condição genética. Por volta de um em cada dois irmãos e irmãs que têm um irmão com translocação robertsoniana é um portador genético. (Um médico pode determinar se você é um desses portadores genéticos, analisando uma pequena quantidade de seu sangue). Se você não é um portador genético, suas chances de ter uma criança com síndrome de Down são as mesmas de qualquer outra pessoa no mundo. Seu irmão ou irmã não tem influência alguma sobre suas chances de ter um filho com síndrome de Down.

Se você é um portador genético, no entanto, e você é uma menina, suas chances de ter uma criança com síndrome de Down podem chegar a 15%. Se você é um portador genético, e você é um menino, suas chances de ter um filho com síndrome de Down podem chegar a 5%. Isso significa que se houvesse 100 irmãs adultas que fossem portadoras genéticas da translocação robertsoniana, esperaríamos que cerca de 15 delas tivessem seus próprios bebês com translocação robertsoniana. Se houvesse 100 irmãos adultos que fossem portadores genéticos para a translocação robertsoniana, esperaríamos que cerca de 5 deles tivessem seus próprios bebês com translocação robertsoniana.

Se seu irmão ou irmã tem translocação robertsoniana, e você está interessado em saber se você é um "portador genético", fale com seus pais. Talvez eles possam providenciar para que você faça os testes genéticos necessários. Caso contrário, você mesmo poderá fazer isso quando for adulto, antes de ter seus próprios filhos.

Por que se chama "síndrome de Down"?

A síndrome de Down recebeu o nome do médico que a descreveu pela primeira vez – John Langdon Down. Ao contrário do que alguns de seus amigos possam pensar, o nome não tem nada a ver com crianças que se sentem "abatidas", "deprimidas" como sugere a palavra "down" no inglês. Porém, a condição nem sempre tem sido conhecida como "síndrome de Down". Como o nome evoluiu é uma história tecida com ciência, argumentação e paixão.

John Langdon Down foi médico em Londres, Inglaterra, no final do século XIX. Depois de ver muitos bebês com características físicas semelhantes, o Dr. Down quis compartilhar suas observações com outros cientistas.

> "A síndrome de Down recebeu o nome do médico que a descreveu pela primeira vez – John Langdon Down."

Em 1862, ele publicou um artigo em uma revista médica e descreveu as características comuns que sabemos que as crianças com síndrome de Down têm. Não acreditamos que a síndrome de Down tenha ocorrido pela primeira vez nesse momento. (Na verdade, algumas obras de arte e dados históricos sugerem que as crianças possam ter tido a síndrome de Down pelo menos já no século XV). O Dr. Down foi simplesmente a primeira pessoa a avaliar as características comuns e a descrever a síndrome de Down pela primeira vez.

Contudo, ele não usou as palavras "síndrome de Down". Ele usou a palavra "Mongolismo", em referência às características faciais similares que as crianças compartilharam com pessoas da Mongólia, um país asiático situado ao norte da China. Em 1961, quase 100 anos após o Dr. Down ter publicado pela primeira vez seu artigo, um grupo de médicos e especialistas em genética escreveu ao editor de uma revista médica que estava publicando artigos sobre o tema. Os especialistas comentaram que o nome era impreciso e, na pior das hipóteses, não muito delicado para o povo da Mongólia. Eles encorajaram o editor a adotar um nome diferente para a condição. O editor concordou e sugeriu "síndrome de Down". Em 1965, a Organização Mundial da Saúde, uma importante agência internacional de saúde, também reconheceu o nome.

Desde então, os apoiadores nos Estados Unidos têm ajustado ainda mais o nome. O apóstrofo não é mais usado, e a palavra "síndrome" é escrita com "s" minúsculo. O nome oficial em inglês é "Down syndrome", e não "Down's syndrome". Como o Dr. Down nunca teve síndrome de Down, os apoiadores e profissionais da medicina não consideraram que o nome deveria ser com o possessivo "'s". [Isso contrasta com outras condições médicas, como a "Lou Gehrig's disease" (Doença de Lou Gehrig), em que a pessoa que deu o nome de fato teve a doença]. Em 1974, a National Institutes of Health, uma importante agência governamental de saúde estadunidense, desencorajou formalmente o uso do possessivo para alterações genéticas como a síndrome de Down. Você pode notar, entretanto, que em outros países ainda se usa o nome com possessivo, como o "de" em "síndrome de Down", no Brasil.

"Mongolismo", a denominação original para a síndrome de Down, hoje é considerada uma palavra ofensiva e é classificada como tal por muitos dicionários. Mais adiante, vamos nos referir a ela como a palavra "M". Lamentavelmente, ainda hoje existem pessoas – incluindo médicos – que continuam a usar o termo, às vezes com conhecimento, mas muitas vezes sem conhecimento, em referência às pessoas com síndrome de Down. Agora que você conhece a história da palavra, se alguma vez ouvir alguém usando-a, você pode atualizá-la com uma terminologia mais precisa e apropriada.

Qual é a melhor maneira de escrever ou falar sobre pessoas com síndrome de Down?

Você já ouviu as pessoas dizerem alguma coisa nesse sentido?

- "Que a menina com Down é tão fofa."
- "As crianças com Down são muito simpáticas."
- "Meu filho com Down está progredindo bem na escola."

À primeira vista, as frases parecem de fato bastante elogiosas – quem não gostaria de ser fofo, simpático, ou de se sair bem na escola? Entretanto, muitos apoiadores sugerem que existem melhores maneiras de formular as palavras em itálico nas sentenças anteriores. Quando a palavra "com Down" vem depois das outras palavras – "menina", "crianças", "filho" – parece que existe uma certa raça de humanos: as pessoas com Down.

Mas, você sabe que a síndrome de Down não define sua irmã ou seu irmão. São pessoas talentosas que tocam instrumentos musicais, vão à escola, têm empregos. São, antes de tudo, pessoas como o resto de nós. Portanto, os apoiadores recomendam que digamos "pessoas com síndrome de Down", para enfatizar que elas são "pessoas em primeiro lugar" que, por acaso, têm a síndrome de Down. Vamos tentar reescrever as frases anteriores:

- "Aquela menina com síndrome de Down é fofa."
- "As crianças com síndrome de Down são muito simpáticas."
- "Meu filho com síndrome de Down está progredindo bem na escola."

Você percebeu a diferença? Agora, as frases são todas sobre a menina, as crianças, e o filho. A síndrome de Down é um descritor, não a parte mais importante. A distinção pode parecer sutil, mas para muitas pessoas com síndrome de Down, a diferença é muito importante. Esta é a chamada linguagem "People First" (Primeiro as pessoas), e também se aplica a pessoas com outras limitações. Por exemplo, os apoiadores recomendam dizer "homem com paralisia cerebral", "menina com autismo", ou "filha que é cega".

> "A forma como você descreve seu irmão ou irmã com síndrome de Down abrirá o caminho para a forma como outras pessoas o veem."

Você pode fazer uma grande diferença simplesmente escolhendo as palavras que você usa e analisando a sensibilidade das pessoas com síndrome de Down. A forma como você descreve seu irmão ou irmã com síndrome de Down abrirá o caminho para a forma como outras pessoas o veem.

Como saber se alguém tem síndrome de Down?

As pessoas com síndrome de Down têm várias características físicas comuns. Entre as características mais comuns que você pode ter notado em seu próprio irmão ou irmã, são as seguintes:

- Hipotonia: tônus muscular fraco (fazendo os músculos parecerem um pouco "frouxos"), sobretudo em bebês.
- Hiperflexibilidade: a capacidade de dobrar braços e pernas mais do que o normal e às vezes em direções diferentes.
- Ponte nasal chata: uma área achatada na parte superior do nariz.
- Fissuras palpebrais oblíquas: os cantos externos dos olhos apontam para cima, em vez de horizontalmente.
- Dobras epicantais: dobras extra de pele nos cantos dos olhos perto do nariz.
- Cabeça pequena.

- Pescoço curto, muitas vezes com pele extra na parte de trás do pescoço.
- Boca pequena, às vezes com a língua grudada para a frente ou protuberante.
- Orelhas pequenas.
- Vinco palmar transversal único: um único vinco no meio da palma da mão, em vez de dois ou três.
- Quinto dedo curto: mais curto do que os dedos mindinhos típicos, e muitas vezes curvado para dentro.
- Amplo espaço entre o primeiro e o segundo dedo do pé.
- Manchas de Brushfield: manchas brancas ou amarelas na parte colorida (íris) do olho.

Nem todas as pessoas com síndrome de Down têm todas essas características, mas algumas têm. Caso você esteja se perguntando se uma pessoa sem síndrome de Down pode ter uma ou mais dessas características listadas aqui. Por exemplo, você ou outra pessoa de sua família ou escola pode ter um único vinco palmar ou um dedo mindinho curvo. Isso não significa que a pessoa tenha síndrome de Down! As pessoas com síndrome de Down são mais propensas a ter algumas dessas características.

> **Para ter certeza do diagnóstico, no entanto, o médico vai pedir um "cariótipo", que é um exame de sangue que vai determinar o número de cromossomos que o bebê tem.**

Se um médico suspeitar que um bebê recém-nascido possa ter síndrome de Down, ele ou ela procurará por essas características anteriores. Quanto mais características o bebê tiver, mais provável é que ele ou ela possa ter síndrome de Down. Para ter certeza do diagnóstico, no entanto, o médico vai pedir um "cariótipo", que é um exame de sangue que vai determinar o número de cromossomos que o bebê tem. Com um cariótipo, um médico poderá saber, com segurança, se o bebê tem síndrome de Down e que tipo de síndrome de Down ele ou ela tem.

Com os avanços da ciência, os médicos podem hoje determinar se um bebê tem síndrome de Down antes de ele nascer. Isso é chamado de "diagnóstico pré-natal". Ao passar uma agulha pelo útero materno por meio de um processo chamado "amniocentese" ou "amostragem de vilosidades coriônicas", o médico pode obter uma amostra de tecido ou líquido e fazer um cariótipo para determinar quantos cromossomos o bebê tem. É uma decisão da mãe se ela quer que esse teste seja feito durante a gravidez.

Será que meu irmão vai sempre colocar a língua para fora?

Os bebês com síndrome de Down costumam ficar com a língua para fora por duas razões:

1. Suas bocas tendem a ser menores, portanto, há menos espaço para a língua. Ao colocar a língua para fora, os bebês criam mais espaço na boca para respirar.
2. Os bebês com síndrome de Down costumam ter músculos fracos. Como a língua é um músculo, eles podem ter menos controle sobre seus movimentos.

À medida que as crianças crescem, suas bocas vão ficando maiores e sua força muscular vai melhorando. Os bebês que inicialmente ficavam com a língua para fora podem começar a manter a língua na boca. Se seu irmão continuar a manter a língua para fora, seus pais poderão levá-lo para ver um terapeuta ocupacional ou fonoaudiólogo. Trata-se de especialistas que podem trabalhar em exercícios para fortalecer os músculos da língua, assim como os músculos dos lábios e do rosto.

Por que as crianças com síndrome de Down são "frouxas" ao nascer e depois "fortes" mais tarde?

Você está certo de que os bebês com síndrome de Down geralmente têm "hipotonia", uma condição que significa que os músculos ainda estão fracos e ainda não coordenados. Isso muitas vezes dá a aparência de que o bebê é "frouxo".

Algumas crianças com síndrome de Down também têm "hiperflexibilidade", o que significa que elas são capazes de dobrar suas articulações em todos as direções. Por exemplo, elas podem ser capazes de colocar um pé atrás da cabeça quando estão sentadas no chão.

Nossos ossos são conectados uns aos outros por tecidos chamados "ligamentos". Crianças hiperflexíveis têm ligamentos soltos – ou "laxos". Os médicos costumam se referir a essa condição como "frouxidão ligamentar".

Crianças que têm essa condição podem parecer capazes de se soltar de qualquer abraço ou escapar do mais forte agarrão.

Fisioterapeutas – ou "fisios" para resumir – são especialistas treinados que conseguem ajudar as crianças com síndrome de Down a fortalecer os músculos. Eles têm toda uma série de exercícios que utilizam com os bebês e crianças de todas as idades para ajudá-los a ficar mais fortes, alcançando metas como se sentar, engatinhar e andar.

Se você tem um irmão ou irmã com síndrome de Down com mais de cinco anos de idade, talvez você saiba que, às vezes, eles podem ser incrivelmente "fortes". Você já esteve em um shopping quando sua irmã fez birra, decidiu se sentar e ninguém foi capaz de movê-la? Ou seu irmão alguma vez se recusou a entregar o controle remoto da televisão e ninguém conseguiu tirá-lo de sua mão?

Os pesquisadores ainda não sabem o que acontece nos músculos das crianças mais velhas e dos jovens adultos com síndrome de Down que os fazem parecer tão fortes nessas situações. Os fisioterapeutas especialistas acreditam que, nesses momentos, as pessoas com síndrome de Down aprendem a usar todo o peso do corpo para se moverem ou para se agarrarem a algo com todas as forças! Esse comportamento pode parecer teimosia, mas é mais provável que seja um sinal de que a pessoa está se sentindo frustrada ou aborrecida.

Que problemas médicos acompanham a síndrome de Down?

Cada pessoa com síndrome de Down é diferente. Algumas pessoas têm muitas condições médicas, enquanto outras têm aparentemente poucas. Hoje, não há como prever que condições médicas o bebê com síndrome de Down pode ter ao crescer.

Vamos falar um pouco sobre algumas das condições médicas comuns às pessoas com síndrome de Down, mas lembre-se de que seu irmão ou irmã muito provavelmente não terá todas essas condições.

Recém-nascidos

Quando os bebês nascem com síndrome de Down, cerca da metade deles tem algum problema cardíaco que exigirá atenção médica. Muitos desses recém-nascidos precisarão ser operados para corrigir os problemas cardíacos, mas devido aos avanços da ciência e da tecnologia, a correção cirúrgica é hoje muito bem-sucedida. Recém-nascidos com síndrome de Down também tendem a ter dificuldades para aprender a se alimentar, portanto alguns podem ter dificuldades para ganhar peso. Alguns podem ter constipação, e outros podem necessitar de correção cirúrgica se seus intestinos não estiverem estruturados de modo adequado. Além disso, alguns recém-nascidos têm perda auditiva ou problemas oftalmológicos.

Bebês

À medida que os bebês crescem um pouco, seus médicos começam a procurar sinais de infecções nos ouvidos e dificuldades auditivas. Além disso, os bebês com síndrome de Down farão o teste de suas glândulas tireoides. A glândula tireoide está localizada em seu pescoço e produz hormônios que são importantes para regular muitas coisas em seu corpo, incluindo seu senso de temperatura e sua digestão. Muitos bebês com síndrome de Down têm glândulas tireoidianas que não produzem hormônios suficientes e precisam de medicamentos para compensar os hormônios perdidos.

Muito raramente, os bebês com síndrome de Down podem desenvolver "espasmos infantis" ou "convulsões tônico-clônicas", duas condições nas quais a atividade elétrica extra no cérebro de um bebê causa alguns movimentos corporais incomuns, tais como endurecimento, olhar fixo ou sacudidas. Muitas vezes, os bebês que experimentam esses episódios de tremores precisam de um neurologista – ou seja, um médico especializado em cérebro. Há muitos medicamentos que podem ajudar a controlar as convulsões. Vale lembrar que pessoas com síndrome de Down também podem ser diagnosticadas com a síndrome de West, tendo as convulsões como um sintoma.

Crianças

Entre as idades de dois e cinco anos, muitas crianças com síndrome de Down precisam começar a usar óculos para que vejam claramente. A partir dessa idade, você também pode notar que seu irmão ou irmã ronca ou tem dificuldade para dormir. Seu irmão ou irmã pode até ter "apneia do sono", uma condição na qual ele não recebe oxigênio suficiente enquanto dorme, às vezes levando a breves momentos em que para de respirar por completo. Nessa idade, a apneia do sono é muitas vezes relacionada a amígdalas aumentadas na boca que já é menor em comparação com crianças sem a síndrome de Down. Nesses casos, sua mãe ou seu pai pode levar seu irmão para ver um médico chamado otorrinolaringologista, especialista em "orelhas, nariz e garganta". As crianças com síndrome de Down também devem continuar a ter seus ouvidos examinados por conta de infecções auditivas.

Por volta dos dois anos de idade, seu irmão ou irmã deve ser examinado para detectar a doença celíaca. Esta é uma condição em que o organismo não digere adequadamente os alimentos que contêm trigo, cevada, centeio e, às vezes, aveia. Isso pode resultar em diarreia, inchaço do estômago, perda de peso e crescimento deficiente. Algumas pesquisas sugerem que até 16 em cada 100 pessoas com síndrome de Down podem ter essa condição. Se seu irmão ou irmã tiver a doença celíaca, ele ou ela receberá uma dieta especial, evitando alimentos que contenham cevada, trigo, centeio e, às vezes, aveia. Isso pode significar que sua família inteira precisará ajudar, não comprando tais alimentos no supermercado. No mínimo, você precisará ter cuidado para não deixar esses tipos de alimentos onde seu irmão possa pegá-los e comê-los.

Você já deve ter ouvido falar que crianças com síndrome de Down têm maior chance de desenvolver leucemia, um tipo de câncer de sangue. Embora isso seja verdade, a chance de uma criança com síndrome de Down desenvolver leucemia ainda é muito baixa: apenas 1 em cada 100 crianças com síndrome de Down desenvolverá leucemia. Felizmente, as crianças com síndrome de Down respondem muito bem ao tratamento médico, e hoje a maioria pode esperar uma recuperação completa.

Além de terem síndrome de Down, algumas crianças também podem ter outras condições que afetem sua capacidade de aprender. Dificuldades de aprendizagem como autismo (que causa problemas com habilidades sociais e de comunicação) ou TDAH (que causa dificuldade com a atenção e o controle do comportamento) também podem ser diagnosticadas por volta da idade escolar de seu irmão.

Crianças com síndrome de Down entre cinco e 13 anos de idade podem continuar a ter muitas das questões médicas já mencionadas. Frequentemente, as pessoas com síndrome de Down também têm a pele um pouco seca, o que pode exigir alguns cuidados extras.

Adolescentes

Uma das condições médicas mais comuns entre os adolescentes com síndrome de Down é a obesidade. Isso resulta de uma combinação de influências. Uma das razões é que as pessoas com síndrome de Down não queimam calorias tão rapidamente quanto as outras pessoas. Outra razão é que muitos jovens adultos com síndrome de Down não têm as mesmas oportunidades atléticas e sociais que promovem uma boa condição física. Os adolescentes com síndrome de Down que têm problemas de peso muitas vezes se beneficiam do encontro com um nutricionista, um especialista que pode ensinar aos pais e a eles próprios sobre nutrição adequada e fazer escolhas alimentares saudáveis.

Assim como outros adolescentes acima do peso, os jovens adultos com síndrome de Down também podem desenvolver diabetes, uma condição em que o organismo não é capaz de armazenar açúcar, que pode ser usado para energia. Ajuda muito os adolescentes com síndrome de Down e diabetes se consultar com um endocrinologista – um médico que pode prescrever medicamentos que controlam essa condição.

Os adolescentes com excesso de peso também podem desenvolver "apneia do sono", como já discutido na seção "Crianças". Nessa idade, os problemas respiratórios são causados muitas vezes pelo excesso de peso pressionando a garganta, mas a apneia ainda pode estar relacionada ao aumento de amígdalas não tratadas. Às vezes, os adolescentes com síndrome de Down que têm apneia do sono precisam de uma máquina especial para ajudá-los a respirar melhor enquanto estão dormindo.

Os jovens adultos com síndrome de Down, sobretudo aqueles nascidos com problemas cardíacos, devem continuar a ter seus corações examinados, pois novas condições cardíacas podem surgir durante a adolescência. Muitos adolescentes também podem ter dentes ausentes, pequenos ou deformados. Visitar um dentista regularmente pode ser de grande ajuda.

Assim como todos, os jovens adultos com síndrome de Down também podem desenvolver problemas emocionais, incluindo depressão (quando se sentem muito tristes; por exemplo, por nunca se recuperar da perda de um avô muito amado) ou transtorno obsessivo-compulsivo (em que se preocupam demais com detalhes; por exemplo, constantemente limpando suas mãos porque acreditam que estão sujas, mesmo que não estejam).

Adultos

Por volta dos 20 anos de idade, alguns adultos com síndrome de Down desenvolvem convulsões pela primeira vez. Durante uma convulsão, a atividade elétrica no cérebro de uma pessoa causa movimentos corporais incomuns e incontroláveis, incluindo olhares, queda com a cabeça ou solavancos. Cerca de oito em cada 100 pessoas com síndrome de Down desenvolvem uma condição convulsiva em algum momento de suas vidas, mas muitos adultos se beneficiam de medicamentos prescritos por um neurologista.

Além disso, como as articulações dos adultos com síndrome de Down podem às vezes ser mais afrouxadas, seu irmão ou irmã adulto pode desenvolver alguns problemas no joelho. Um ortopedista, um médico especializado em ossos e ligamentos, pode ajudar a resolver essas preocupações.

É importante que os adultos com síndrome de Down tenham bons cuidados com a pele. Às vezes a pele é áspera e seca (xerose), muito espessa (hiperqueratose), ou rachada e escamosa, sobretudo ao redor da boca (queilite). A aplicação regular de loções e cremes, além de consultar um dermatologista – ou médico de pele – pode ser importante para adultos com essas condições.

Por fim, como outras pessoas, os adultos com síndrome de Down podem desenvolver problemas de memória à medida que envelhecem. Na maioria das vezes, esses problemas se devem a condições tratáveis, como depressão, ansiedade ou dor crônica. Entretanto, como outros adultos, eles também podem desenvolver a doença de Alzheimer, uma condição em que as pessoas mais velhas ficam cada vez mais confusas, esquecidas e desorientadas. É uma forma progressiva de perda de memória – o que significa que as pessoas que têm a condição podem aos poucos esquecer algumas tarefas básicas como escolher roupas para si mesmas, os nomes dos membros da família, como trabalhar e como se locomover em suas próprias casas.

Pessoas com síndrome de Down podem desenvolver a doença de Alzheimer na faixa dos 40 e 50 anos, cerca de dez a 20 anos antes das pessoas sem síndrome de Down. Devido a essa realidade, muitos cientistas têm estudado a ligação entre as duas condições. Os pesquisadores estão começando a descobrir que muitos dos genes que causam a doença de Alzheimer estão localizados no 21º cromossomo. Como as pessoas com síndrome de Down normalmente têm uma cópia extra desse cromossomo, elas podem ter uma superabundância de certos genes, causando um início mais precoce da perda de memória. Felizmente, existem muitos medicamentos novos para ajudar as pessoas com a doença de Alzheimer, e os adultos com síndrome de Down estão se beneficiando deles.

> **"** Adultos com síndrome de Down são menos propensos a desenvolver câncer de mama, câncer de pulmão, câncer de boca e outros tipos de câncer quando comparados com pessoas que não têm síndrome de Down. **"**

Do outro lado, ter um cromossomo extra pode evitar que adultos com síndrome de Down desenvolvam certos tipos de cânceres. Você sabia que adultos com síndrome de Down são menos propensos a desenvolver câncer de mama, câncer de pulmão, câncer de boca e outros tipos de câncer quando comparados com pessoas que não têm síndrome de Down? Alguns cientistas acreditam que existem alguns genes bons no 21º cromossomo, e que ao ter uma cópia extra, as pessoas com síndrome de Down têm uma proteção adicional. Por essa razão, alguns pesquisadores acham que os adultos com síndrome de Down podem ter algumas das respostas para o tratamento de cânceres. Se os cientistas pudessem descobrir quais genes são benéficos quando há uma cópia extra no 21º cromossomo adicional, eles poderiam tentar criar as proteínas feitas por esses genes em um laboratório. Teoricamente, esses produtos poderiam então ser oferecidos a pessoas sem síndrome de Down para prevenir certos cânceres.

Como sempre, se você tiver perguntas sobre as condições médicas que seu irmão ou irmã possa ter, considere pedir mais informações a seus pais. Você também pode perguntar se pode acompanhar seu irmão ou irmã na próxima visita ao médico para que você possa fazer algumas de suas próprias perguntas, seja na frente de seu irmão ou irmã, seja em particular. Você também pode pedir a seus pais que mencionem suas preocupações ao médico e deixar que eles respondam a você.

Quanto tempo as pessoas com síndrome de Down vivem?

Devido aos avanços da ciência e da medicina, as pessoas com síndrome de Down vivem agora mais tempo do que jamais viveram antes. Em 1983, uma pessoa comum com síndrome de Down vivia até os 25 anos de idade, sobretudo por causa de complicações cardíacas. Hoje, uma pessoa comum com síndrome de Down nos Estados Unidos pode esperar viver até quase 60 anos de idade. De acordo com alguns relatórios, aproximadamente 12 em cada 100 adultos com síndrome de Down vivem até os 70 anos de idade. Isso significa que as pessoas com síndrome de Down estão se aproximando de uma vida normal, já que a expectativa de vida média das pessoas que vivem nos Estados Unidos hoje é de 78 anos.

Como um cromossomo a mais pode tornar as pessoas tão diferentes?

Ótima pergunta! Na verdade, os pesquisadores de todos os Estados Unidos – e do mundo – estão tentando descobrir isso. Sabemos que a maioria das pessoas com síndrome de Down tem uma cópia extra do 21º cromossomo, mas os pesquisadores acreditam que alguns genes no 21º cromossomo causam mais alterações do que outros quando há três cópias. Os cientistas estão agora fazendo as seguintes perguntas:

> "Os pesquisadores estão tentando descobrir, neste momento, como o 21º cromossomo faz das pessoas com síndrome de Down quem elas são."

- Existe algum gene no 21º cromossomo que, quando triplicado, resulta em problemas cardíacos vistos em pessoas que têm síndrome de Down? Da mesma forma, há um gene que, quando há uma cópia extra, resulta em problemas de tireoide em pessoas com síndrome de Down?

- E quanto a encontrar genes que controlam alguns dos desafios de aprendizagem?
- Ou os genes que parecem contribuir para o processo de envelhecimento precoce?

A lista de perguntas pode continuar, mas os pesquisadores estão tentando descobrir, nesse momento, como o 21º cromossomo faz das pessoas com síndrome de Down quem elas são. Algum dia no futuro, os pesquisadores esperam descobrir como "desligar" o 21º cromossomo extra ou, pelo menos, tentar bloquear os efeitos dos genes nesse cromossomo que estão causando mais problemas. Se você estiver interessado em saber mais sobre as últimas pesquisas, confira alguns dos recursos no Capítulo 9.

RESUMO

- Existem três tipos de síndrome de Down – trissomia 21, translocação robertsoniana e síndrome de Down com mosaico – todos causados por ter muitos cromossomos, os pacotes de instruções para seu corpo.
- A síndrome de Down ocorre em pessoas de todas as raças, religiões e etnias.
- Um em cada 733 bebês nascidos nos Estados Unidos tem síndrome de Down.
- Se seu irmão tem trissomia do cromossomo 21 ou síndrome de Down com mosaico, suas chances de ter um filho com síndrome de Down são as mesmas de qualquer outra pessoa no mundo. Se, no entanto, seu irmão tem síndrome de Down por translocação, suas chances de ter um filho com síndrome de Down são maiores se você for um portador genético.
- Atualmente, não há como prever quais condições médicas um bebê com síndrome de Down pode ter à medida que ele cresce. Exames médicos regulares ajudam seu irmão ou irmã a permanecer saudável, porque qualquer condição que possa se desenvolver pode ser identificada e tratada de modo precoce.
- Os pesquisadores estão tentando descobrir, agora mesmo, como o 21º cromossomo torna as pessoas com síndrome de Down quem são.

2

Teste prático de direção: como as pessoas com síndrome de Down aprendem

2

Mais do que nunca, as pessoas com síndrome de Down estão tendo grande sucesso em salas de aula de todo o país. Entretanto, existem muitos tipos diferentes de escolas para pessoas com diferenças de aprendizagem. Um estilo de aprender não se ajusta a todos. Seu irmão ou irmã com síndrome de Down pode estar em uma sala de aula com pessoas que não têm nenhuma deficiência durante a maior parte do dia, ou ele ou ela pode estar em uma sala de aula especialmente projetada para estudantes (de acordo com a LBI*) com necessidades específicas. Talvez, seu irmão ou irmã seja educado em casa. Ou, talvez, ele ou ela tenha concluído o ensino médio e esteja tendo aulas em um programa de educação superior.

Você também deve ter notado que as pessoas com síndrome de Down variam muito em suas capacidades de aprender. Alguns estudantes parecem se manter na sala de aula sem muitos problemas e têm boas habilidades sociais e de comunicação. Outros estudantes parecem ter muitas dificuldades de aprendizagem, incluindo dificuldades com a fala e problemas de comportamento.

O objetivo deste capítulo é ajudar a explicar a variedade de habilidades nas pessoas com síndrome de Down e o que é possível nas salas de aula de hoje. Assim como você, seu irmão ou irmã nunca vai parar de aprender, independentemente de seu nível de habilidade.

"Um estilo de aprender não se ajusta a todos."

Depois de ler este capítulo, você será capaz de entender o que seus pais e professores consideram ao tentar decidir sobre as melhores opções educacionais para seu irmão ou irma.

> * Art. 28. da LBI incumbe ao poder público assegurar, criar, desenvolver, implementar, incentivar, acompanhar e avaliar:.
>
> II - Aprimoramento dos sistemas educacionais, visando a garantir condições de acesso, permanência, participação e aprendizagem, por meio da oferta de serviços e de recursos de acessibilidade que eliminem as barreiras e promovam a inclusão plena;

Por que as pessoas com síndrome de Down levam mais tempo para aprender as coisas?

A resposta honesta é que nós não sabemos. Como discutimos no Capítulo 1, as pessoas com síndrome de Down costumam ter uma cópia extra do 21º cromossomo. De alguma forma, ter um conjunto extra de todos os genes que estão nesse cromossomo torna mais difícil para as pessoas com síndrome de Down aprender coisas que podem ser fáceis para você.

Talvez você já tenha ouvido falar do teste de QI. Esse é um teste, muitas vezes realizado por psicólogos ou especialistas em aprendizagem, que tenta medir o quão inteligente uma pessoa é. Os testes de QI costumam exigir que a pessoa tenha boas habilidades de comunicação para responder.

Como você deve saber, a síndrome de Down quase sempre causa alguns atrasos na fala, então isso coloca as crianças com síndrome de Down em desvantagem quando tentam mostrar o que sabem! No entanto, a maioria das pessoas com síndrome de Down tem algum grau de atraso intelectual ou "retardo mental", como dizem alguns médicos. Você deve saber, entretanto, que ter uma capacidade intelectual reduzida

> " Ter uma capacidade intelectual reduzida não significa que alguém seja incapaz de aprender. "

não significa que alguém seja incapaz de aprender. Ao contrário, significa que as pessoas com síndrome de Down tendem a aprender mais lentamente que outras crianças de sua idade e precisam de mais prática antes de entenderem.

Você decerto sabe que pessoas sem deficiências têm diferentes pontos fortes em termos de estudos – por exemplo, talvez você seja muito bom em estudos sociais, mas seu amigo é um mestre em matemática. Isso se aplica às pessoas com síndrome de Down. Alguns estudantes com síndrome de Down aprendem rapidamente; outros podem demorar muito tempo para aprender até conceitos básicos na escola. Há uma grande variação nas habilidades de aprendizagem, mas atualmente, não há como os médicos ou professores dizerem quais bebês com síndrome de Down crescerão para serem os alunos mais rápidos. Como você deve saber, algumas pessoas com síndrome de Down também têm outras condições médicas, como perda auditiva, autismo ou problemas comportamentais que podem afetar a facilidade com que aprendem.

No entanto, a meta para todos os estudantes com síndrome de Down continua a ser a mesma: tornarem-se as pessoas mais talentosas e educadas que são capazes de se tornarem. Como discutiremos mais adiante neste capítulo, alcançar essa meta requer trabalho da parte dos pais, dos professores e das próprias pessoas com síndrome de Down.

Algumas disciplinas da escola são mais difíceis ou mais fáceis para pessoas com síndrome de Down?

As pessoas com síndrome de Down gostam de todos os tipos de disciplinas da escola. Você deve ter percebido que seu irmão ou irmã tem possivelmente uma favorita: música, ciência, arte, ou talvez leitura? Independentemente de suas preferências, porém, os alunos com síndrome de Down com frequência encontram certos aspectos da escola que os desafiam:

- Muitas vezes, a matemática, a leitura e a escrita podem ser atividades desafiadoras para estudantes com síndrome de Down. Em uma aula de estudos sociais, por exemplo, sua irmã pode precisar de alguém para ajudá-la a ler e entender os livros didáticos. Na ciência, seu irmão pode usar uma calculadora para computar os resultados de uma experiência em sala de aula. Para uma aula de inglês, sua irmã pode recorrer a um assistente de sala de aula para ajudar a escrever uma pequena redação.

- As pessoas com síndrome de Down às vezes têm dificuldade para se lembrar de muitos fatos. Sua irmã, por exemplo, pode ter dificuldade para memorizar problemas simples de adição (como 2 + 8) ou para lembrar todas as treze colônias. Por outro lado, ela pode ser muito boa em aprender a fazer algo. Ela pode facilmente aprender a fazer uma colagem na aula de arte ou aprender rapidamente a jogar um jogo no intervalo. Os professores devem reconhecer que os alunos com síndrome de Down muitas vezes têm dificuldade em lembrar de fatos – um tipo de memória chamada "memória declarativa" – e devem fazer adaptações (ou mudanças) na sala de aula para ajudar seu irmão ou irmã. Por exemplo, o professor pode repetir aulas com regularidade ou fazer ilustrações ou outros auxílios visuais para ajudar seu irmão ou irmã a dominar algumas coisas.

- Os estudantes com síndrome de Down também podem ter dificuldades com conceitos abstratos. Compreender uma lição sobre "democracia" na aula de história pode ser desafiador. Contar dinheiro na aula de matemática e, em seguida, descobrir quanto troco eles devem receber ao comprar o almoço pode ser difícil. Discutir qualidades como o tom e a melodia em uma aula de música pode ser confuso. Bons professores percebem que a maioria das pessoas com síndrome de Down aprende melhor quando as aulas são mais concretas e visuais. Quebrar o raciocínio abstrato em uma série de exemplos curtos e reais com auxílios visuais ou imagens pode muitas vezes ajudar os alunos com síndrome de Down a começar a entender conceitos maiores. Por exemplo, uma lição sobre democracia pode começar com a prática em uma cabine de votação simulada. Os alunos poderiam aprender conceitos de dinheiro usando

> **Bons professores percebem que a maioria das pessoas com síndrome de Down aprende melhor quando as aulas são mais concretas e visuais.**

uma calculadora para comprar alguns brinquedos em uma loja em sala de aula. E, por fim, uma lição sobre melodia e tom poderia começar com algumas canções populares e decidir se são canções "felizes" ou "tristes" apontando para carinhas felizes ou tristes em um quadro de cartazes.

- Os estudantes com síndrome de Down tendem a aprender melhor quando são ensinados a fazer as coisas em vez de apenas serem instruídos sobre o que fazer. Seguir uma direção usando apenas habilidades de escuta pode ser mais difícil do que seguir e ver como fazê-lo (usando tanto habilidades visuais quanto auditivas). Além disso, para manter as crianças concentradas na aula, às vezes os professores usam gráficos ilustrados para ajudá-las a se lembrarem da rotina ou do que fazer em seguida. Você pode saber exatamente o que fazer na sala de aula depois de terminar seu trabalho na cadeira de onde trabalha, mas um aluno com síndrome de Down pode esquecer. O quadro pode ser uma maneira perfeita de lembrá-lo do que deve ser feito.

- Por fim, alguns estudantes com síndrome de Down acham difícil, às vezes, manter o foco. Algo pode parecer realmente interessante por alguns minutos, mas logo já estão querendo algo novo! Professores e auxiliares podem usar várias estratégias para manter esses alunos engajados. Uma técnica pode ser emparelhar o aluno com outro colega de classe para que possam trabalhar juntos e não ficarem entediados tão rapidamente. Ou os professores podem usar mais auxílios visuais do que o normal ou ainda oferecer mais oportunidades de aprendizagem prática.

Em contrapartida, algumas disciplinas da escola podem ser mais fáceis para alguém com síndrome de Down:

- Seu irmão ou irmã gosta de ouvir músicas ou ver filmes com muitas canções? Algumas pessoas com síndrome de Down têm uma capacidade natural de apreciar música, e alguns pesquisadores descobriram que eles têm um senso normal de ritmo e tempo. Por causa disso, as pessoas com síndrome de Down podem ser extremamente motivadas a participar das aulas de música.
- As pessoas com síndrome de Down também podem se sair bem nas aulas de arte, onde podem explorar suas habilidades criativas e expressar emoções profundas. Alguns estudantes com síndrome de Down realmente se destacam na pintura e no desenho.
- Algumas crianças com síndrome de Down adoram ler! De fato, alguns especialistas realmente recomendam que se tente ensinar as crianças com síndrome de Down a ler desde cedo para ajudá-las com habilidades de comunicação. Embora seu irmão ou irmã possa ter dificuldade para entender os conceitos abstratos dos livros de ciências ou estudos sociais, ele ou ela pode ler ficção com muita facilidade. De fato, algumas pessoas com síndrome de Down podem ler no nível do ensino médio quando jovens adultos, de acordo com novas pesquisas.
- A ortografia também pode ser a favorita de seu irmão ou irmã. Na verdade, você deve ter notado que seu irmão ou irmã pode ser seu melhor corretor ortográfico. Por razões ainda desconhecidas, alguns estudantes com síndrome de Down se divertem facilmente com a ortografia.

O quão difícil ou fácil é uma aula para seu irmão ou irmã terá tanto a ver com o ensino em sala de aula quanto com a destreza de seu irmão ou irmã. Professores criativos, acomodações apropriadas e boa comunicação entre seus pais e a escola ajudarão a tornar as várias disciplinas mais compreensíveis para seu irmão ou irmã.

Por que aprender a falar é tão difícil?

Vamos começar analisando a maneira como os bebês geralmente começam a falar. Primeiro, a maioria dos bebês sem síndrome de Down começa a balbuciar quando têm cerca de seis meses de idade. Os bebês normalmente usam "Mama" e "Papa" com significado por volta da idade de um, e desenvolvem um vocabulário de pelo menos quatro a dez palavras quando têm cerca de um ano e meio de idade. Entre dois e três anos de idade, as crianças começam a juntar palavras de maneira significativa e, depois disso, usam frases e sentenças mais longas.

Os bebês com síndrome de Down passam por todos esses mesmos estágios, apenas em um ritmo mais lento. Como discutimos no Capítulo 1, os bebês com síndrome de Down muitas vezes têm bocas menores e menos controle da língua. Por causa disso, aprender a falar às vezes pode ser um desafio.

Isso não significa que os bebês e as crianças com síndrome de Down tenham dificuldade de comunicação. Falar é apenas uma parte da comunicação. Nós também nos comunicamos com nossos olhos, gestos e "linguagem corporal". Você consegue saber se sua mãe está brava mesmo que ela não diga nada? Ou você talvez saiba quando seu amigo está chateado, mesmo que ele nunca diga nada. Você sabe que as pessoas comunicam muitas emoções e pensamentos de outras maneiras além de falar. Assim também fazem os bebês e as crianças com síndrome de Down.

Muitos pais ensinam seus filhos com síndrome de Down a se comunicarem com gestos de mão antes de estarem prontos para falar. Muitos pesquisadores acreditam que as crianças com síndrome de Down têm muito a dizer, mas simplesmente ainda não desenvolveram a capacidade de formar as palavras. Portanto, enquanto isso, o uso de sinais ou gestos pode ajudar.

> **"** Muitos pais ensinam seus filhos com síndrome de Down a se comunicarem com gestos de mão antes de estarem prontos para falar. **"**

Nos Estados Unidos, os sinais ou gestos que são ensinados costumam ser emprestados da American Sign Language (ASL), que é uma linguagem utilizada por pessoas surdas ou com dificuldades de audição. Como os gestos usados com crianças com síndrome de Down são apenas uma pequena parte dessa forma de comunicação, é possivelmente melhor dizer que uma criança usa sinais ou gestos, em vez de dizer que eles falam em "língua de sinais". Além disso, o sinal é sempre ensinado com a palavra falada.

Alguns sinais comuns ensinados às crianças com síndrome de Down são:

- Sim: Faça um punho com a mão direita e depois enrole o pulso para a frente.
- Mais: Junte todas as pontas dos dedos de cada mão, de frente uns para os outros. Junte suas mãos até que elas se toquem.
- Comer: Comece juntando todas as pontas de seus dedos na mão direita, começando com essa mão estendida longe do corpo voltado para o rosto. Traga seus dedos para a boca.
- Beber: Modele sua mão direita como se pegasse um copo imaginário, leve-a à boca como se você estivesse tomando uma bebida.

Você pode estar se perguntando: se as crianças aprendem a se comunicar com gestos de sinais, será que um dia elas terão menos chance de falar? A resposta é não. A família e os amigos continuarão a falar com bebês e crianças com síndrome de Down, incentivando a fala. Os gestos devem ser uma forma de as crianças com síndrome de Down se expressarem enquanto aprendem a falar. À medida que elas desenvolvem a fala, os gestos são aos poucos abandonados.

Muitas crianças com síndrome de Down também veem terapeutas da fala e linguagem, profissionais que são treinados para ajudar as crianças a aprender a falar. Esses terapeutas podem trabalhar para fortalecer a língua das crianças ou ensiná-las a formar corretamente certas palavras de maneira correta. Eles também podem ajudar as crianças a aprender a pronunciar sons difíceis, e podem trabalhar a enunciação – ou seja, como falar claramente para que todos possam entender. Mesmo depois de terem desenvolvido a fala, muitas crianças e adultos jovens com síndrome de Down continuam a precisar de alguma ajuda dos terapeutas da fala. Algumas pessoas com síndrome de Down gaguejam, e outras continuam a ter dificuldade para fazer certos sons claramente. Os pesquisadores não têm certeza do motivo, mas também costuma ser mais difícil para as crianças com síndrome de Down aprender a gramática e outras regras linguísticas. Os fonoaudiólogos são treinados para ajudar em todas essas questões.

Por fim, há uma pequena porcentagem de crianças com síndrome de Down que nunca aprendem a falar. Os pesquisadores ainda não sabem por que algumas crianças são incapazes de formar palavras. Sabemos que essas crianças ainda serão capazes de se comunicar por meio de outros métodos. Por exemplo, algumas dessas crianças aprendem a se comunicar apontando ou organizando uma série de imagens, e outras aprendem a usar sintetizadores de voz de alta tecnologia ou outros dispositivos de comunicação. Outras ainda continuam a usar gestos de sinais com verbalizações para transmitir seus pensamentos e emoções.

Por que meu irmão repetiu de série?

Seus pais provavelmente trabalham muito próximos dos professores de seu irmão na definição dos objetivos acadêmicos dele. Todos trabalham para ajudar seu irmão a aprender o máximo que ele puder.

Às vezes, isso significa que seria mesmo mais vantajoso para seu irmão repetir uma série do que avançar para o ano seguinte, que poderia estar muito além de sua compreensão.

As crianças com síndrome de Down costumam levar um tempo extra para aprender coisas novas. Se pais e professores acham que um aluno não adquiriu todas as habilidades necessárias para se sair bem na próxima série, muitas vezes repetem o ano tentando reforçar as habilidades necessárias.

As crianças com síndrome de Down também podem repetir um ano se seus professores e pais acharem que precisam adquirir

> " As crianças com síndrome de Down geralmente levam um tempo extra para aprender coisas novas. "

mais habilidades sociais, emocionais ou de independência antes de passarem para a próxima série. Por exemplo, um aluno do jardim de infância pode ainda estar tendo dificuldades para prestar atenção ao professor, sentar-se em círculo e seguir instruções no final do ano. Seus pais e professores podem decidir que ele precise melhorar essas habilidades antes de passar para a primeira série, onde é ainda mais importante seguir as regras da sala de aula. A repetição de uma série não deve ser vista como um fracasso. Em vez disso, pense nisso como um plano elaborado cuidadosamente por seus pais e pelos professores de seu irmão para prepará-lo da melhor maneira possível para o futuro.

Qual é a melhor maneira de educar minha irmã com síndrome de Down?

Como os estudantes com síndrome de Down têm diferentes tipos de necessidades e talentos, não há um "caminho certo" para fornecer uma educação para eles. Alguns estudantes com síndrome de Down encontram sucesso ao serem incluídos em "salas de aula regulares"; outros maximizam seu potencial em salas de aula projetadas* para estudantes com dificuldades de aprendizagem. Além disso, outras crianças com síndrome de Down aprendem melhor quando são educadas em casa. Vamos começar a discutir as vantagens e desvantagens de cada opção.

> Art. 28. da LBI* Incumbe ao poder público assegurar, criar, desenvolver, implementar, incentivar, acompanhar e avaliar:
> XVI - acessibilidade para todos os estudantes, trabalhadores da educação e demais integrantes da comunidade escolar às edificações, aos ambientes e às atividades concernentes a todas as modalidades, etapas e níveis de ensino;

Inclusão

Alguns estudantes com síndrome de Down frequentam as mesmas aulas que os estudantes sem limitações. Esse modelo educacional é chamado de "inclusão" porque as pessoas com deficiência são "incluídas" nas salas de aula regulares. Outro termo que às vezes é usado é integração. Uma das vantagens da inclusão é que as pessoas com síndrome de Down podem criar amizades com colegas de classe que não têm deficiência. Elas também podem adquirir algumas habilidades sociais e comportamentais de seus colegas de classe sem limitações. Ao ajudá-los a se sentirem "incluídos", esse modelo enfatiza que eles são mais parecidos do que diferentes de outras pessoas de sua idade.

Muitos pesquisadores vêm demonstrando que as crianças com síndrome de Down em geral têm mais sucesso escolar quando aprendem nas salas de aula inclusivas. Segundo esses especialistas em educação, as pessoas com síndrome de Down também têm melhores chances de conseguir emprego quando mais velhas, se tiverem sido educadas no modelo de inclusão.

Alguns críticos argumentam que ter alguém com síndrome de Down na sala de aula atrasa todos os outros. Pesquisas demonstraram que isso não é verdade, desde que a inclusão seja feita de maneira correta. Na verdade, especialistas em educação demonstraram que estudantes sem deficiência recebem uma educação melhor quando alguém com uma deficiência está em sua sala de aula. Uma razão é que quando a inclusão é feita corretamente, professores ou auxiliares adicionais ficam presentes na sala de aula, o que dá a cada estudante mais oportunidades de interagir com um educador. Além disso, os colegas sem deficiência têm demonstrado ter benefícios emocionais, sociais e de autoestima. Em resumo, as pessoas com síndrome de Down costumam ter um impacto positivo!

A inclusão, no entanto, só é bem-sucedida se todos estiverem comprometi-

> "Crianças com síndrome de Down costumam ter mais sucesso acadêmico quando aprendem em salas de aula inclusivas."

dos com ela, inclusive sua irmã, seus pais, o professor de sua irmã e a administração da escola. Uma das grandes desvantagens da inclusão é que muitas vezes todos os meios necessários não estão disponíveis. Como você talvez já saiba, não se pode simplesmente colocar sua irmã em uma sala de aula e esperar que ela tenha sucesso. Ela precisa de acomodações, tais como um assistente pessoal, tempo extra em testes, ou trabalhos de casa modificados. Sobretudo no ensino médio, ela também pode precisar de um professor extra para "reforçar" algumas ou todas as aulas, adaptando a instrução e o material a seu nível e estilo de aprendizagem.

Se o apoio de que sua irmã precisa não estiver disponível, ela pode ser colocada em situação de fracasso, e achar a grade curricular muito difícil, trabalhoso demais e os tópicos muito complicados. Além disso, para reduzir os custos, as escolas costumam incluir muitos alunos com deficiências em uma única sala de aula. Às vezes, isso gera muito trabalho para o professor, que precisa preparar acomodações individualizadas e trabalhos em sala de aula para cada um dos alunos, reduzindo assim a quantidade de atenção que cada aluno recebe. O segredo de se fazer o trabalho de inclusão é fornecer a quantidade certa de apoio que sua irmã precisa para encontrar o sucesso em uma sala de aula regular.

Uma outra desvantagem que as famílias às vezes mencionam é a provocação. Você sabe que as crianças às vezes podem ser cruéis e podem implicar com estudantes com síndrome de Down ou outras limitações. Além disso, algumas pessoas com síndrome de Down afirmam que têm dificuldades para manter amigos. Sim, os colegas de classe podem ser simpáticos, mas será que eles ligam para sua irmã depois da escola como fazem com seus outros amigos? E quando se formarem e forem para diferentes escolas de ensino médio ou faculdades, eles ainda serão amigos de sua irmã? Tentamos responder a algumas dessas perguntas difíceis no Capítulo 6.

Turmas separadas de educação especial – LBI*

Algumas pessoas com síndrome de Down só frequentam salas de aula com alunos que têm dificuldades de aprendizagem ou de comportamento. Nessas salas de aula, elas podem participar do currículo de educação regular, ou podem participar de um currículo específico, talvez com maior atenção às "habilidades funcionais", tais como habilidades básicas de leitura, manuseio de dinheiro, cuidados pessoais ou preparação para o trabalho. Muitas vezes, essas salas de aula são menores, contendo cerca de 6 a 15 alunos com um professor e um ou dois auxiliares (ou "assistentes").

> Art. 28. da LBI* incumbe ao poder público assegurar, criar, desenvolver, implementar, incentivar, acompanhar e avaliar:
> III - projeto pedagógico que institucionalize o atendimento educacional especializado, assim como os demais serviços e adaptações razoáveis, para atender às características dos estudantes com deficiência e garantir o seu pleno acesso ao currículo em condições de igualdade, promovendo a conquista e o exercício de sua autonomia;

Você possivelmente sabe onde as aulas de educação especial estão localizadas em sua escola. Você deve ter notado crianças com síndrome de Down (talvez sua irmã!) e outras limitações nessas salas de aula.

Alguns alunos com síndrome de Down vão para uma escola totalmente separada, com apenas salas de aula de educação especial.

Essas escolas muito especializadas podem usar diferentes métodos de ensino ou desacelerar ainda mais a instrução para ajudar os alunos com maiores desafios de aprendizagem. Esse tipo de ensino costuma ocorrer quando os pais sentem que a escola local não pode atender a todas as necessidades do aluno. Para esse tipo de ensino, os alunos muitas vezes têm que se deslocar mais do que teriam se estivessem frequentando a escola local.

Uma das vantagens das aulas separadas é que alguns alunos com síndrome de Down podem aprender em um ritmo mais alinhado com seu desenvolvimento. O professor pode acelerar ou desacelerar

> "Turmas separadas menores podem ser apropriadas para crianças que não podem manter a atenção ou que ficam excessivamente agitadas em salas de aula maiores e mais movimentadas."

dependendo da rapidez com que os alunos estão aprendendo. Eles também podem usar técnicas ou tecnologias especiais para ensinar habilidades de leitura e matemática aos alunos com dificuldades de aprendizagem. Outra vantagem, mencionada com frequência pelos pais, é que seus filhos desenvolvem relacionamentos de longo prazo com alguns colegas de classe, laços que se estendem além da sala de aula para o Special Olympics e outros ambientes sociais. Essas classes separadas menores também podem ser apropriadas para crianças que não consigam manter a atenção ou que fiquem excessivamente agitadas em salas de aula maiores e mais movimentadas.

Uma das desvantagens dessa opção é que pode haver menos oportunidades de interagir com os colegas que não têm limitações. Os estudantes com deficiências têm suas próprias salas de aula, e também podem ter sua própria mesa de almoço e tempo de recreio. Os críticos argumentam que esses estudantes estão perdendo a oportunidade de construir relações sociais com pessoas que não têm deficiências e de aprender habilidades sociais importantes no processo. Os críticos também objetam que os estudantes com síndrome de Down não estão sendo estimulados academicamente o suficiente. Os planos de aula muitas vezes avançam a um ritmo mais lento e pode não haver objetivos de aprendizagem claros para a turma, como há para os alunos que estudam o currículo tradicional.

Educação domiciliar

Alguns alunos com síndrome de Down ficam em casa, e sua mãe ou seu pai atua como seu professor durante o dia. Isso é conhecido como "educação domiciliar" porque os alunos frequentam a escola em casa. As famílias que escolhem essa opção citam várias razões para tal: insatisfação com as escolas da região, o desejo de ensinar seus próprios filhos, a crença de que as crianças aprendem melhor no ambiente doméstico, uma oportunidade de adaptar individualmente as lições às necessidades de seus filhos, trabalhando no ritmo estabelecido pelo próprio estudante.

Uma vantagem da educação domiciliar para estudantes com síndrome de Down é que eles podem avançar assim que aprenderem um tópico. A mãe ou o pai de um estudante pode ir tão rápido ou tão lentamente quanto a pessoa com síndrome de Down precisar. Além disso, muitos defensores da educação domiciliar acreditam que ninguém conhece uma criança tão bem quanto sua mãe ou seu pai. Eles podem ser capazes de identificar as carências de seu filho com mais precisão e adaptar estratégias para fortalecer suas habilidades escolares.

> **Uma vantagem da educação domiciliar para estudantes com síndrome de Down é que eles podem avançar assim que aprenderem um tópico.**

Uma desvantagem da educação domiciliar pode ser a falta de interações sociais com outras crianças com e sem deficiências. Muitas crianças que são educadas em casa interagem com outros alunos educados em casa, mas os críticos afirmam que os encontros são menos frequentes do que aqueles em salas de aula de inclusão ou de educação especial. O aluno com síndrome de Down pode ter menos oportunidades de desenvolver amizades ou de trabalhar suas habilidades sociais.

Combinação

Alguns estudantes com síndrome de Down são educados por meio de combinações das três maneiras anteriores. Por exemplo, sua irmã pode estar em uma sala de aula de inclusão para assuntos como música, arte e estudos sociais, mas frequentar aulas de educação especial para matemática e leitura. Sua irmã também pode ser educada em casa para a escola primária, mas depois seus pais podem decidir mandá-la para aulas de educação especial ou aulas de inclusão para o ensino médio para maximizar as oportunidades sociais. Ao trabalhar com professores e administradores escolares, seus pais podem criar uma mistura desses sistemas educacionais para atender às necessidades de sua irmã.

Todos os três sistemas educacionais têm vantagens e desvantagens. Decidir se a inclusão, educação especial, educação domiciliar ou alguma combinação é o melhor para sua irmã é uma decisão que seus pais e os professores de sua irmã devem ponderar. Se você tiver outras perguntas sobre as aulas de sua irmã, consulte seus pais sobre o motivo pelo qual eles escolheram um plano específico para sua irmã.

A inclusão só se aplica às escolas?

Na comunidade, há muitas atividades inclusivas das quais seu irmão pode optar por participar. Quando se trata de esportes, por exemplo, seu irmão pode jogar em um time de futebol local que é composto sobretudo de pessoas sem deficiência.

É a prática da "inclusão" no campo esportivo. Como alternativa, seu irmão pode jogar basquete nos fins de semana com uma equipe das Special Olympics, que são compostas apenas de atletas com limitações. Em muitos aspectos, isso espelha o modelo de "sala de aula separada de educação especial".

Nenhum desses tipos de equipes é necessariamente a opção "correta" ou "melhor" para qualquer pessoa com síndrome de Down. Depende da finalidade da atividade, bem como dos desejos de seu próprio irmão. Por exemplo, se o objetivo é que seu irmão obtenha o máximo de tempo de jogo e aumente sua autoestima fazendo muitos gols, então jogar na equipe das Special Olympics talvez seja a melhor opção. Ou, se o objetivo for que ele jogue com seus amigos da escola e desenvolva suas habilidades sociais, então jogar no time inclusivo seria talvez a melhor opção. Muitas famílias querem que seus filhos com síndrome de Down tenham ambos os tipos de experiências e que tirem proveito dos diferentes tipos de benefícios disponíveis em atividades comunitárias mais e menos inclusivas.

Vamos pegar outro exemplo. Talvez, aos domingos, seu irmão participe de alguma atividade religiosa com muitas pessoas diferentes. Mais tarde, na semana, ele participa de um grupo de orações composto apenas de pessoas com deficiência. Você vê como o primeiro exemplo é mais inclusivo que o outro? E como poderia haver benefícios e desvantagens para ambos?

Mais um: Digamos que quando seu irmão terminou o ensino médio, ele decidiu que gostaria de trabalhar em uma oficina com outras pessoas com deficiências, embalando itens para uma loja de varejo local. Alguns anos mais tarde, ele decide mudar para um novo emprego entregando correspondências para os vários departamentos de um hospital local. Seu primeiro emprego foi mais como educação especial, certo? E o segundo emprego parecia mais com inclusão.

Em resumo, as vantagens e desvantagens da inclusão e da educação especial separada se estendem muito além das paredes da sala de aula. A mesma teoria e prática se aplica ao campo esportivo, contexto religioso, locais de trabalho e muitos outros ambientes.

O que é IDEA e IEP*?

No Brasil, temos o Plano de Desenvolvimento Individual - PDI. O PDI é um planejamento organizado pela comunidade de aprendizagem de modo a favorecer o desenvolvimento do estudante. Escola e família constituem uma comunidade de aprendizagem. Portanto, ambas devem se envolver plenamente na construção do PDI, contemplando as demandas das singularidades do aluno e percebendo que o diagnóstico médico não o define. É preciso encontrar na própria criança ou adolescente as respostas para a construção de ações estratégicas que garantam seu direito ao acesso e à permanência na instituição de ensino.

IDEA é a abreviação de Individuals with Disabilities Education Act (Lei de Educação de Indivíduos com Deficiência), uma lei que garante que seu irmão ou irmã tenha o direito a uma educação pública, como todos os outros. A lei foi aprovada pelo Congresso dos Estados Unidos em 29 de novembro de 1975, e desde então foi revisada e atualizada várias vezes, mais recentemente em 2004. A IDEA fornece instruções aos distritos escolares em todos os 50 estados e ao Distrito de Columbia sobre como educar os estudantes com deficiências. Como você pode imaginar, a IDEA é um projeto complexo e tem muitas partes diferentes.

- A Parte C da IDEA prevê "Intervenção Precoce" para bebês e crianças com deficiências até os 3 anos de idade. Por meio do

---

* No Brasil, temos o Plano de Desenvolvimento Individual - PDI – Ref diversa.org.br/

programa de Intervenção Precoce, terapeutas e professores visitam regularmente a criança e sua família (muitas vezes em casa) para tratar das coisas que a criança precisa de ajuda para aprender. Eles podem trabalhar as habilidades de sentar-se e andar, a linguagem ou o aprendizado. Todas as crianças com síndrome de Down são elegíveis para esse programa, e pesquisas têm mostrado que as crianças que recebem terapia quando são mais novas têm mais chances de desenvolverem todo o seu potencial.

- A Parte B da IDEA descreve os serviços educacionais que as crianças com deficiências entre três e 21 anos de idade são elegíveis para receber de seus sistemas escolares. Um requisito importante da IDEA é que os sistemas escolares devem educar as pessoas com deficiências no "ambiente menos restritivo" no qual elas possam alcançar seus objetivos de aprendizagem. Isso significa que as escolas devem primeiro considerar educar os alunos em um ambiente de inclusão (como discutido na pergunta anterior). Somente se pais e professores sentirem que uma sala de aula de inclusão não atenderá às necessidades de seus filhos é que outras opções educacionais serão consideradas.

Nos termos da IDEA, todo estudante com deficiência também tem direito a um Programa Educacional Individualizado – ou IEP. O IEP é um documento legal que inclui um conjunto específico de objetivos educacionais, adaptados às necessidades do estudante, que são desenvolvidos de maneira conjunta pelos pais, professores e administradores da escola. O IEP também lista os serviços especiais que serão fornecidos para ajudar seu irmão ou irmã a atingir seus objetivos. Por exemplo, sua irmã pode precisar de terapia ocupacional para ajudá-la com sua caligrafia ou digitação, terapia da fala para ajudá-la a falar mais claramente e com frases completas, e instrução de um professor de educação especial para ajudá-la a melhorar suas habilidades de leitura.

Os alunos com síndrome de Down são quase sempre elegíveis para um IEP, e a cada ano os pais devem se reunir com professores e outros especialistas escolares para chegar a um acordo sobre as metas de aprendizado para o ano. Você pode ter ouvido seus pais dizerem que eles precisam ir a uma "reunião do IEP". Esta é uma oportunidade para seus pais se assegurarem de que as necessidades individuais de seu irmão ou irmã sejam atendidas durante o próximo ano.

> *O IEP é um documento oficial que inclui um conjunto específico de objetivos educacionais, adaptados às necessidades do estudante.*

Embora a IDEA tenha feito da educação um direito civil para pessoas com deficiências, muitos apoiadores sentem que a lei não vai suficientemente longe na maximização das habilidades das pessoas com deficiências. As duas organizações nacionais da síndrome de Down – o National Down Syndrome Congress (NDSC) e a National Down Syndrome Society (NDSS) – estão trabalhando ativamente para melhorar a IDEA. Se você estiver interessado em aprender mais ou se envolver mais, consulte o Capítulo 9 para obter as informações de contato dessas organizações.

Meu irmão com síndrome de Down pode se formar no ensino médio?

A resposta mais curta é "sim", mas a resposta honesta é um pouco mais complicada. A formatura é um momento para celebrar todo o trabalho árduo que você realiza no ensino médio. A ostentação e as circunstâncias, os chapéus e os vestidos, são uma tradição que a maioria das pessoas de fato gosta. A formatura é possivelmente um grande acontecimento para seu irmão.

A IDEA – a lei que já discutimos – garante uma educação pública gratuita para seu irmão até a idade de 21 anos. E você sabe que a maioria das pessoas se formará no ensino médio por volta dos 18 anos de idade. Se seu irmão se formasse com seus colegas nessa idade e recebesse um diploma completo do ensino médio, ele não seria mais elegível para os serviços gratuitos oferecidos pela lei. Observe que, segundo a IDEA, as pessoas com deficiência recebem os serviços até os 21 anos de idade ou até quando se formarem, o que vier primeiro. Portanto, se seu irmão se formar a tempo, ele sacrificará alguns serviços educacionais gratuitos.

Outra consideração é o tipo de diploma que seu irmão receberá na formatura. Você sabia que alguns estados têm até sete tipos diferentes de diplomas? Se seu irmão não receber o diploma completo do ensino médio, ele ainda poderá ser elegível para um "certificado de conclusão" ou um "certificado de participação".

Então, qual é a diferença? Um diploma completo do ensino médio é a forma mais alta de certificação que você pode receber. Muitas faculdades e universidades exigem um diploma completo. O "certificado de conclusão" indica que um estudante completou suas exigências individuais, mas não completou satisfatoriamente todas as tarefas exigidas para um diploma completo. Para muitas pessoas com síndrome de Down, isso significa que alcançaram com sucesso os objetivos de seus IEPs (ver pergunta anterior), mas não cumpriram os requisitos acadêmicos da escola para a graduação. Cada estado do país tem diferentes requisitos de graduação no ensino médio, e muitos deles agora exigem que os alunos sejam aprovados em um teste padronizado para receberem um diploma completo.

Se seu irmão recebesse um certificado de conclusão ou de participação aos 18, 19 ou 20 anos de idade, ele ainda estaria qualificado para receber os serviços educacionais gratuitos prestados por meio da IDEA (porque ele não recebeu um diploma completo). Isso significa que ele pode continuar a ter aulas ou outras oportunidades educacionais no ensino médio até a idade de 21 anos. Alguns estudantes com síndrome de Down deixam de frequentar aulas típicas do ensino secundário depois de receberem seus certificados aos 18 anos de idade e, em seguida, trabalham em habilidades de vida ou habilidades relacionadas ao trabalho por meio da escola até os 21 anos de idade. Você pode estar se perguntando: o que dizer sobre a participação em cerimônias de formatura? Cada distrito escolar em todo o país tem suas próprias regras sobre quais alunos podem participar dos atos de formatura do ensino médio. Algumas escolas só permitem que alunos com diplomas completos subam ao palco; outras permitem que alunos que tenham obtido um certificado ou um equivalente participem. Muitos pais querem que seus filhos com síndrome de Down façam parte da cerimônia de formatura após quatro anos de ensino médio. Assim, eles podem estar com os alunos que já passaram muitos anos de escola com eles. À medida que se aproxima o quarto ano do ensino médio de seu irmão, você pode falar com seus pais sobre os requisitos na escola de seu irmão.

> **"** Cada distrito escolar em todo o país tem suas próprias regras sobre quais alunos podem participar dos atos de formatura do ensino médio. **"**

Minha irmã pode ir para a faculdade?

Alguns estudantes com síndrome de Down podem e frequentam a faculdade, mas a pergunta permanece: a faculdade é a melhor escolha para sua irmã? Depois do ensino médio, a maioria dos jovens adultos com síndrome de Down tenta conseguir empregos em suas comunidades. Outros participam de "programas educacionais pós-secundários", que podem incluir aulas em qualquer ambiente após o ensino médio, como ter aulas de culinária em um centro comunitário local ou participar de aulas de informática por meio da biblioteca local. Outros, ainda, optarão por cursar a faculdade com um programa educacional formal.

O ideal é que seus pais, sua irmã e os professores da escola secundária discutam muitas opções antes de decidir o que é melhor para sua irmã. Eles devem considerar onde sua irmã pode usar melhor seus talentos, e decerto devem ouvir o que sua irmã quer fazer! Se seus pais acham que sua irmã se beneficiaria de ir para a faculdade, então sua família precisará considerar o seguinte:

Quais são os requisitos para admissão?

Alguns programas universitários exigem um diploma completo do ensino médio para a admissão. Se sua irmã estiver interessada em um programa universitário que tenha tal requisito, seus pais precisarão trabalhar com sua escola secundária para garantir que ela cumpra todos os requisitos de graduação para receber um diploma completo. Outros programas universitários simplesmente exigem um certificado de conclusão ou seu equivalente.

Quais programas estão disponíveis?

Uma lista de faculdades e outros programas pós-secundários disponíveis para estudantes com deficiência é encontrada em uma página da web, mantida pelo Departamento de Educação dos Estados Unidos, chamada ThinkCollege.net (http://thinkcollege.net). Se você visitar este site, verá que existem vários programas destinados especificamente aos estudantes com deficiência. Muitas vezes, esses programas não levam a um diploma universitário tradicional, mas podem se concentrar em habilidades de vida independente e treinamento profissional.

Que recursos de apoio estão disponíveis?

Seus pais e irmã precisarão trabalhar em estreita colaboração com a faculdade para garantir que ela receba o nível de suporte e acomodações de que precisa para ter sucesso. Lembre-se da pergunta anterior sobre a IDEA não ser aplicada mais aos estudantes com síndrome de Down depois dos 21 anos de idade ou depois de terem recebido um diploma completo do ensino médio. Entretanto, a Lei dos estadunidenses com Deficiência, outra lei aprovada pelo Congresso, garante que as faculdades ou escola pós-secundária devam fazer todas as acomodações físicas que os estudantes com deficiência possam precisar. Por exemplo, eles precisam fornecer rampas para os estudantes que usam cadeiras de rodas. As faculdades não são obrigadas a fazer qualquer acomodação educacional ou de aprendizagem que tenha custos financeiros, embora muitas escolas optem por fazê-lo de qualquer forma.

Sob a Lei de Reabilitação (especificamente, a Seção 504), outra lei aprovada pelo Congresso, espera-se que as faculdades que recebem dinheiro do governo façam acomodações que não tenham custos ou alterem o conteúdo do aprendizado. Tais acomodações podem incluir tempo prolongado em testes e tarefas, deixar um estudante usar livros gravados em áudio, fornecer notas escritas de palestras, ou arranjar assentos na primeira fila.

Antes de sua irmã se matricular em uma faculdade, sua família precisará garantir que a escola esteja disposta a fornecer o nível de apoio que ela possa precisar para ter sucesso.

Meu irmão vai parando de aprender à medida que for envelhecendo?

Não. Assim como você, seu irmão com síndrome de Down continuará a aprender coisas novas e estimulantes todos os dias. Mesmo quando ele não estiver mais na escola, ele ganhará novas habilidades no trabalho ou aprenderá novas coisas com a família e amigos.

> **Seu irmão com síndrome de Down continuará a aprender coisas novas e estimulantes todos os dias.**

Por causa disso, os adultos com síndrome de Down podem e devem se envolver em muitas atividades. O aprendizado nunca para!

As pessoas com síndrome de Down fazem amigos? E como posso ajudar meu irmão a fazer mais amigos?

Sim, assim como você, as pessoas com síndrome de Down podem e fazem amigos. Todos nós gostamos de ter amigos – as amizades fazem parte de ser humano! Durante o almoço na escola, você gosta de conversar com seus amigos sobre o jogo de futebol do fim de semana? Ou talvez depois das aulas, você e seus amigos conversem sobre o último episódio de seu programa de TV favorito? No fim de semana, talvez você goste de sair com seus amigos, ir ao shopping, ou praticar esportes juntos. Os amigos nos fazem rir, sorrir e relaxar. Eles nos dão um senso de pertencimento e são pessoas a quem podemos recorrer em momentos de dificuldade. As pessoas com síndrome de Down têm essas mesmas necessidades para os amigos.

Algumas pessoas com síndrome de Down são muito sociáveis e extrovertidas. Outras são tímidas e se sentem menos confortáveis para iniciar uma conversa. Os indivíduos que são mais sociáveis podem achar que fazer amigos é muito fácil, enquanto outros podem ter mais dificuldade.

A maioria de nós começa a fazer amizade com a ajuda de nossos pais, na vizinhança mesmo, quando somos bem pequenos. Quando começamos a escola, fazemos mais amigos entre nossos colegas de classe e por meio de esportes e outras atividades nos fins de semana. As pessoas com síndrome de Down fazem o mesmo. Como as dificuldades com a fala e as habilidades sociais podem dificultar para fazer amigos, os professores podem demonstrar aos alunos com dificuldades de aprendizado como fazer amigos e ter conversas com as outras crianças na sala de aula. Aprender habilidades sociais é tão importante quanto aprender a ler!

Muitos irmãos e irmãs se preocupam em saber se seus irmãos com síndrome de Down têm amigos o suficiente. Você pode ter reparado que as pessoas não ligam para seu irmão depois das aulas, como fazem com você. Talvez seu irmão não receba convites para festas. Ou, talvez, ele simplesmente não tenha as mesmas oportunidades de conviver com os amigos no fim de semana. Se você compartilha dessas preocupações, aqui estão algumas dicas de como pensar sobre a situação:

- Primeiro, lembre-se de que a qualidade é importante. Ter muitos amigos pode não ser tão importante para seu irmão quanto ter alguns poucos amigos de qualidade. Você pode ter somente melhores amigos! Se há poucas pessoas com quem ele de fato goste de passar tempo – e ele tem oportunidades suficientes para isso – então pode ser tudo o que ele queira ou precise.

- Você pode descobrir que todos os amigos de seu irmão têm deficiências. Isso acontece muitas vezes quando o indivíduo é educado em salas de aula que só têm alunos com deficiências. Nos fins de semana ele pode participar de times esportivos que também só têm atletas com deficiências. Como resultado, a maioria de suas oportunidades de fazer amigos são com outros também com desafios de aprendizagem. Da mesma forma, a maioria de seus próprios amigos devem ser colegas de classe e membros de equipe. Enquanto seu irmão estiver feliz com suas amizades, não há problema de que todos eles tenham deficiências.

- Se você não tem certeza se seu irmão quer ou precisa de mais amigos, tente falar com ele sobre isso. Pergunte quem ele pensa que são seus amigos e depois pergunte se ele se sente só ou se deseja ter mais alguns amigos. Você quer fazer o que é melhor para seu irmão e ter uma conversa honesta com ele fará que você saiba o quanto a questão das amizades o incomoda ou não. Seus pais podem ajudar a descobrir isso. Você pode se surpreender ao descobrir que ele não está nada preocupado.

- Se seu irmão demonstrar que está só ou gostaria de ter mais amigos, você pode perguntar se ele tem alguma pessoa em mente que ele gostaria de conhecer melhor. Considere contar a seu irmão como você faz novos amigos. Lembre-se de que às vezes é difícil iniciar uma conversa com alguém. Você e seus pais poderiam ajudar seu irmão a pensar em algumas coisas para conversar com novas pessoas. Alguns familiares inclusive tentam criar cenários de dramatização para ajudar seus irmãos ou irmãs a se sentirem mais confortáveis em novas situações.

- Em seguida, tenha uma conversa com seus pais. Compartilhe suas preocupações de que seu irmão esteja se sentindo sozinho e que você percebe que fazer amigos é às vezes difícil para ele. Como família, você pode pensar de algumas maneiras que possam ajudar a desenvolver as amizades. Talvez você possa convidar um de seus amigos e ele possa convidar um dos amigos dele. Então vocês quatro poderiam fazer alguma coisa juntos, como andar de bicicleta ou jogar basquete. Talvez na escola você possa convidar seu irmão para se sentar com você no almoço e sair

> **"** Muitos irmãos e irmãs se preocupam em saber se seus irmãos com síndrome de Down têm amigos o suficiente. **"**

com você e seus amigos. No entanto, se essa ideia te constrange, não deixe de conferir o Capítulo 5.

- Às vezes, a maior barreira para fazer e manter as amizades é a distância. Falar ao telefone é bom, mas se seu irmão tem dificuldades de fala ou simplesmente fica nervoso ao telefone, as amizades só podem ir até certo ponto. Se você for capaz de dirigir e ainda viver com seu irmão ou perto dele, você pode se oferecer para levá-lo até a casa dos amigos e pegá-lo depois. Isso pode ser uma grande ajuda para seus pais quando eles estiverem ocupados trabalhando ou cuidando de tarefas da família.

- Seu irmão pode não ter o hábito de fazer as coisas com os amigos. Ele pode estar bastante feliz sentado em casa, assistindo TV, navegando na Internet, ouvindo música – fazendo suas próprias coisas. Na verdade, ele pode gostar de suas rotinas solitárias e resistir a sair de casa para fazer coisas. E aí? Talvez sua família precise de algumas atividades organizadas (aulas de arte, produções teatrais, esportes) para crianças com ou sem deficiência, onde seu irmão pudesse ao menos ter algumas interações agradáveis com outras crianças de sua idade.

- Se seu irmão ou irmã não tem amigos na escola, considere conversar com seus pais sobre programas como o Instituto Mano Down, Projeto Irmãos, Federação Brasileira das Associações de Síndrome de Down (FBASD), entre outras, onde pessoas sem deficiências interagem com pessoas que têm deficiências em atividades pós-escolares. Para mais ideias sobre esse programa e outras formas que você possa ajudar seu irmão na escola, consulte o Capítulo 7.

- Por fim, saiba que criar amizades às vezes é um desafio para todos. Sim, os amigos nos fazem rir, sorrir e relaxar. Mas os amigos também podem nos aborrecer, nos fazer chorar e nos causar tristeza. À medida que seu irmão desenvolve suas próprias amizades, talvez ele experimente esses mesmos sentimentos. Compartilhar com ele suas experiências pode contribuir muito para ajudá-lo a desenvolver estratégias próprias.

RESUMO

- Ter uma deficiência intelectual não significa que ser incapaz de aprender. Significa, sim, que as pessoas com síndrome de Down podem aprender mais lentamente que outras crianças de sua idade e precisam de mais prática antes de realmente compreenderem as informações.
- Muitos pais ensinam seus filhos com síndrome de Down a se comunicarem com gestos das mãos antes de serem capazes de falar.
- Não há uma "maneira correta" de proporcionar uma educação para os estudantes com síndrome de Down. Algumas opções incluem estar em "salas de aula regulares", frequentar turmas separadas de educação especial, ser escolarizado em casa ou ser instruído em uma combinação desses ambientes.
- Seu irmão ou irmã com síndrome de Down continuará a aprender coisas novas e estimulantes todos os dias.
- Cada distrito escolar em todo o país tem suas próprias regras sobre como os estudantes podem participar das atividades de graduação do ensino médio. Alguns estudantes com síndrome de Down recebem um diploma completo, e um número crescente deles está buscando opções como cursar o ensino superior após o ensino médio.

3

Dando pitacos para o motorista: lidando com as questões familiares

3

As famílias são de todos os formatos e tamanhos. Você e seu irmão com síndrome de Down podem ser os únicos filhos, ou você pode ser um dos muitos filhos e filhas. Algumas famílias têm um pai solteiro; outras têm várias mães, pais, tutores ou padrastos. Qualquer que seja a forma e o tamanho de sua família, o que muda ao se ter um irmão ou irmã com síndrome de Down?

Talvez você se sinta como o irmão mais velho, mesmo sendo mais novo que sua irmã com síndrome de Down. Ou, talvez você até se sinta como um terceiro pai se você for o irmão mais velho. Você pode tentar tratar seu irmão como qualquer outra criança, mas talvez você acabe dando a ele uma jogada extra no basquete ou cuide dele quando os dois estiverem na escola – mesmo que ninguém peça. Por outro lado, você pode sentir que trata sua irmã de modo justo, mas acha que seus pais são muito brandos com ela. Os relacionamentos na família são definitivamente diferentes quando um irmão tem síndrome de Down, então como lidar com essas diferenças nas regras e responsabilidades? Este capítulo abordará essas questões e o ajudará a encontrar as respostas certas para você.

Por que parece haver dois conjuntos de regras em nossa casa – uma para mim e outra para minha irmã com síndrome de Down?

Quando se trata de tarefas, você já se viu em situações como essas?

- "Eu tenho que limpar meu quarto, mas meu irmão só tem que arrumar a cama. E ele é cinco anos mais velho que eu!"
- "Eu tenho que limpar a mesa e encher a máquina de lavar louça a cada duas noites. Minha irmã teria que fazer isso nos outros dias, mas ela quase sempre tem uma desculpa – e meus pais a deixam passar."

Essas são apenas algumas das frustrações com as regras da casa que ouvimos de irmãos e irmãs em todo o país. Talvez você tenha uma reclamação semelhante sobre o quanto as coisas são justas em casa. Embora você possa entender que sua irmã tenha habilidades diferentes das suas, e nem sempre se pode esperar que faça tanto quanto você, algumas situações ainda podem não parecer justas. Muitos irmãos e irmãs têm reclamado que seus irmãos com síndrome de Down muitas vezes se safam de qualquer coisa.

Responsabilidades em casa

Na maioria das famílias que têm mais de um filho, incluindo famílias nas quais ninguém tem deficiência, irmãos e irmãs mais novos tendem a se safar mais, e se cobra que os irmãos mais velhos assumam mais responsabilidades. Por outro lado, os irmãos mais velhos também recebem mais privilégios, geralmente sob a forma de mais liberdade e flexibilidade. Esses privilégios extras podem fazer que os irmãos mais jovens ou menos capazes sintam que isso também não é justo. Mesmo quando os pais pensam que estão trabalhando muito para tornar as coisas iguais, as famílias ainda tendem a atribuir tarefas com base na idade dos irmãos. Portanto, algumas das coisas que pedem para fazer podem ter tanto a ver com sua idade quanto com o fato de que você tem uma irmã com síndrome de Down.

Diferentes responsabilidades, no entanto, também podem ser atribuídas de acordo com o nível de habilidade. Seus pais podem tentar de fato atribuir o mesmo tipo de tarefa para cada criança na casa, mas esperar que sua irmã com síndrome de Down execute as tarefas de maneira mais simples. Por exemplo, você pode ter que levar a roupa suja para o porão e colocá-la na máquina de lavar às segundas-feiras, enquanto sua irmã pode ter que levar a roupa para o porão às terças-feiras. À medida que você cresce, você pode vir a entender e aceitar que essas diferenças podem ser justas, mesmo que não sejam igualitárias.

> **Os pais costumam estar, para surpresa de muitos, interessados em ouvir seu ponto de vista.**

Em algumas situações, você deve estar ciente de que sua irmã pode fazer mais do que ela deixa transparecer, e seus pais caem sempre nessa! A melhor maneira de lidar com essa aparente falta de justiça é iniciar uma conversa com seus pais. Escolha um momento em que tudo esteja indo bem e todos estejam de bom humor. Aponte as áreas problemáticas e compartilhe com seus pais como a situação faz você se sentir. Você pode até mesmo falar sobre uma solução para o futuro. Os pais costumam estar, para surpresa de muitos, interessados em ouvir seu ponto de vista. Juntos, vocês podem encontrar algumas maneiras de fazer que as regras da casa se tornem mais equilibradas.

Regras e consequências

Quando se trata de regras relacionadas à disciplina, você já se pegou dizendo algo parecido?

- "Quando minha irmã e eu brigamos, eu sempre sou o culpado, mas é ela que começa!"

- "Quando eu tiro algo de minha irmã, tenho que devolver de imediato. Se ela tira algo de mim, meus pais dizem: "Oh, deixa com ela!"

- "Quando sou pego fazendo algo, sempre tenho que pagar pelas consequências. Quando minha irmã é pega, ela sempre se safa!"

A qualquer momento, há um certo desequilíbrio na família, com uma criança que parece ter mais folga do que as outras. Em sua família, você pode sentir que seu irmão com síndrome de Down está sempre se dando bem. E você pode sentir que, independentemente de sua irmã com síndrome de Down ser mais velha ou mais nova, ela ainda recebe sempre mais atenção positiva de seus pais.

Bem, assim como quando se trata de suas tarefas, seus pais podem ter um conjunto diferente de expectativas – e consequências – quando se trata de seu comportamento em casa e na rua. Como você já deve ter ouvido, ser pai é difícil! Quando os pais acreditam que seus filhos estão fazendo algo que é perigoso ou inapropriado, eles precisam apresentar possíveis consequências para evitar que esse mesmo comportamento se repita no futuro. Os pais têm todos os meios para disciplinar e recompensar seus filhos, mas todas essas estratégias têm um objetivo comum: impedir que você volte a fazer essa ação.

Algumas pessoas – como sua irmã com síndrome de Down – podem precisar de um conjunto diferente de consequências para evitar que façam a mesma coisa de novo. Por exemplo, vamos supor que, em um momento de raiva, você tenha usado uma palavra durante o jantar que seus pais acharam inapropriada. Como consequência, você foi proibido de jogar videogame por uma semana (que ruim!). Vamos supor que sua irmã com síndrome de Down use essa mesma palavra na próxima semana durante o jantar. Dessa vez, seus pais dizem que, como consequência, ela não pode assistir à TV por um dia.

Espere um pouco, sua punição durou uma semana; e sua irmã ficou só um dia? Nesse caso, seus pais podem achar que, para que você parasse de usar essa palavra, você precisaria de uma semana de sacrifício. Para sua irmã, eles talvez achem que apenas um dia sem TV já seja o bastante. Seus pais podem ter escolhido um conjunto diferente de consequências para corresponder melhor a seus níveis de desenvolvimento. A melhor medida disciplinar leva em conta a idade da pessoa e a compreensão das consequências. No final, no entanto, a ação pretendida é a mesma: fazer que ambos usem uma linguagem melhor à mesa de jantar. Seus pais podem achar que sejam necessários métodos diferentes para cada um de vocês.

Na próxima vez que sua irmã receber uma punição que não seja igual à sua, pense se a medida disciplinar dela cumpre o mesmo objetivo. (Isso pode ser difícil de fazer no calor do momento. Recomendamos esperar uma semana ou mais antes de repensar a situação!) Se você ainda achar que a medida é injusta, converse com seus pais. Fique calmo. Seja racional. Enfatize que você sabe que pode ter cometido um erro, mas você quer saber por que sua irmã parece estar se safando. Cuidado, porém, sua irmã também pode um dia estar tendo as mesmas conversas com eles sobre você!

Sou mais jovem que minha irmã com síndrome de Down, mas esperam que eu faça mais em casa. Isso não é justo!

Na maioria das famílias, espera-se que as crianças mais velhas façam mais do que as crianças mais novas. Mas quando a pessoa mais velha tem síndrome de Down, os membros mais jovens geralmente recebem um pouco mais de responsabilidades do que costumariam ter. Se você é esse irmão ou irmã mais nova, você pode não ficar muito feliz com isso!

Os pais tomam decisões sobre o que esperar de cada um de seus filhos. Como discutimos na pergunta anterior, eles tomam essas decisões com base nas idades de seus filhos e no que eles acham que cada criança é capaz de fazer. Algumas crianças com síndrome de Down têm muitos desafios de aprendizado e comportamento, enquanto outras são quase tão capazes quanto outras crianças de sua idade. Os pais tentam ser justos, mas eles também precisam considerar as necessidades e habilidades de todos. Podem esperar mais de você, seus filhos mais novos, porque sabem que você é muito capaz e confiável. Embora possa não parecer, isso é na verdade um elogio!

Quando você tem uma irmã mais velha com síndrome de Down, você pode se sentir como se estivesse em desvantagem. Você não tem aquela irmã mais velha que consiga cuidar de você e ensinar coisas como as irmãs mais velhas de seus amigos conseguem. Você pode não receber a atenção extra que você recebe por ser o mais novo, e ter a responsabilidade que supostamente faz parte de ser o mais velho!

> **"De certa forma, porém, com a responsabilidade adicional, você recebe alguns benefícios extras e um grande voto de confiança de seus pais!"**

Quando se sentir frustrado com sua situação, tenha em mente que à medida que sua irmã envelhecer, ela desenvolverá mais habilidades e será capaz de fazer mais. O mais provável é que seus pais percebam isso e comecem a dar mais responsabilidade para ela. Se isso não acontecer, você pode sempre lembrar a eles que está na hora de uma mudança!

Outra maneira de seus pais dividirem as tarefas de maneira mais justa é fazer que você e sua irmã as façam juntos. Se ambos trabalharem juntos nas tarefas, você pode sentir que não é o único que tem que fazer tudo! Você também pode começar a ensinar sua irmã a fazer essas tarefas para que um dia ela possa realizá-las por conta própria.

De certa forma, porém, com a responsabilidade adicional, você recebe alguns benefícios extras e um grande voto de confiança de seus pais! Seus pais provavelmente têm muito orgulho de você e das coisas maravilhosas que você faz para ajudar em casa. Se você acha que as coisas estão mesmo injustas e que seus pais exigem muito pouco de sua irmã, siga o conselho dado na pergunta anterior: marque um dia com seus pais para ter uma conversa séria e aberta e colocar os pingos nos is.

Meu irmão mais velho se sente mal por eu ler muito mais rápido do que ele. O que eu devo fazer?

Como tantos irmãos e irmãs, você se preocupa com os sentimentos de seu irmão! Você sabe que ele é muito consciente de que é o mais velho, e que deveria ser ele a fazer quase tudo melhor do que você. Mas não tem como evitar que você seja um leitor melhor.

Uma maneira de lidar com os sentimentos de seu irmão pode ser lembrá-lo de todas as coisas que ele sabe fazer bem. Se ele pensar em algumas de suas próprias realizações, ele pode ficar menos chateado com o quanto você lê bem. Você também pode falar sobre as coisas que você tem dificuldade de fazer, apontando que todos têm pontos fortes e fracos.

Você não deve, porém, atrasar sua própria leitura ou fingir que está passando por um momento difícil. Assim como seu irmão, você tem talentos especiais e deveria estar trabalhando duro para ser o melhor que puder ser.

Para mais conselhos sobre como lidar com situações em que você pode superar seu irmão, consulte o Capítulo 6.

Quando meus pais estão fora, meu irmão não me escuta quando eu tento mandá-lo fazer as coisas. Sou mais jovem do que ele, mas sou eu quem precisa tomar conta dele. O que devo fazer?

Por ser mais jovem do que seu irmão, ele acha que deveria estar no comando. Isso parece perfeitamente lógico, exceto, é claro, que seu irmão tem síndrome de Down. Seu irmão talvez fique muito frustrado por você não estar escutando o que ele diz. Vocês dois podem estar reclamando com seus pais porque nenhum de vocês dá ouvidos ao outro!

Então como lidar com essa situação frustrante? Você e seus pais sabem que provavelmente você está em uma posição melhor para cuidar das coisas quando eles estiverem fora. Mas é muito importante entender o ponto de vista de seu irmão. Ele pode não pensar em si mesmo como sendo menos capaz do que você, só porque ele tem síndrome de Down. Seu irmão pode mesmo acreditar que consegue lidar com tudo tão bem quanto, e talvez até melhor que você. E até certo ponto, ele pode estar certo! Alguns indivíduos com síndrome de Down dominaram as regras de segurança em casa e em público. Alguns adolescentes são capazes de ficar sozinhos em casa por curtos períodos e cuidar da maior parte de suas próprias coisas. Eles podem até mesmo cuidar dos irmãos mais jovens com alguma orientação.

Essa situação é complicada porque você quer que seu irmão se sinta bem consigo mesmo, mas você quer estar no

> **“** Seu irmão não pensa em si mesmo como sendo menos capaz do que você, só porque ele tem síndrome de Down. **”**

comando para tornar a situação mais segura possível. Para descobrir a melhor maneira de lidar com esse problema, marque um horário para se sentar com seus pais para analisar o seguinte.

- O que seu irmão pode fazer de verdade por conta própria? Ele pode fazer seu próprio jantar e decidir quando deve tomar um banho? Ele pode escolher o que ver na TV e se preparar para dormir sozinho sem ajuda? Uma vez que você identifica o que seu irmão pode fazer, você pode deixá-lo cuidar dessas coisas sem orientação sua. Você pode "deixá-lo em paz" sobre as pequenas coisas e só se envolver se o assunto for algo de maior importância.

- O que exatamente seus pais esperam que você faça com seu irmão quando eles estiverem fora? Eles querem que você verifique para garantir que ele não deixe a água transbordar da banheira? Você tem que fazer o lanche para ele – e se certificar de que ele fique longe dos doces? Quando estiver claro para você quais são suas responsabilidades, você pode relaxar em relação às coisas que não são tão importantes.

- Quando souber o que esperam de você, pense com seus pais para descobrir como ajudar seu irmão sem que ele ache que você esteja "mandando nele". Talvez você seja capaz de encontrar uma maneira criativa e inteligente de fazê-lo seguir suas instruções. Talvez vocês possam fazer uma disputa para ver quem se prepara antes para dormir ou comer um lanche saudável juntos para mantê-lo longe dos doces. Você ficará surpreso com as boas ideias que você pode ter. Você e seus pais também podem usar o "reforço positivo", ou o que você possa entender como "suborno". Se seu irmão se preparar para dormir a tempo, você poderá fazer umas pipocas. Talvez se ele o escutar a noite toda, você o leve para tomar café da manhã fora (seus pais podem pagar as despesas!). Pense nessas estratégias como uma forma de recompensar a cooperação.

- Seus pais podem querer fingir deixar seu irmão "comandar você". Você pode brincar seguindo as instruções dele sobre certas coisas para que ele pense que você o obedece. Ou seus pais podem fazer questão de ter vocês dois trabalhando juntos para cuidar das coisas enquanto eles estejam fora. Eles poderiam dar a cada um de vocês certas responsabilidades para que pareça justo para seu irmão e para você também. Como outra ideia, seus pais talvez queiram dizer que vocês estejam no comando de vocês mesmos, e seu irmão esteja no comando de si mesmo. Isso poderia mantê-los fora do caminho um do outro!

- Como um lembrete das regras, seus pais podem escrever todas as coisas que nem você nem seu irmão podem fazer quando eles estiverem fora. Por exemplo, "Não abrir a porta para estranhos" e "Não brincar na piscina do quintal sem os pais em casa" podem estar na lista. Esses itens também podem ser ilustrados com fotos, caso seu irmão não consiga ler. Depois, eles podem ser afixados onde vocês dois se lembrarão deles! Se seu irmão tiver problemas em ser o "chefe", você sempre poderá lembrá-lo de que as regras vêm de seus pais, referindo-se à lista escrita.

- Seus pais também podem ajudar você e seu irmão a identificar o que fazer caso as coisas saiam do controle, como quando uma dessas regras for desobedecida ou seu irmão estiver machucando a si mesmo ou a outra pessoa. Os pais não querem ser incomodados a cada pequena discordância ou problema quando estiverem fora, mas há momentos em que você precisa da ajuda deles. Peça a seus pais que façam uma lista de quando pedir socorro e quando deixá-los em paz!

Seja qual for o plano que você e seus pais tenham, certifique-se de preparar tudo para dar certo. Se as coisas correrem bem dessa vez, é provável que o plano funcione bem na próxima vez também.

Devo tratar minha irmã como qualquer outra criança, ou devo dar um descanso maior a ela por ter síndrome de Down?

Por ter síndrome de Down, sua irmã é diferente em alguns aspectos de outras pessoas de sua idade. Ela pode ter dificuldade em seguir as instruções ou de entendimento sobre conversas mais complicadas. Consequentemente, pensar nela como ligeiramente mais jovem do que sua idade real pode ser útil. Em vez de medir suas habilidades de acordo com sua idade cronológica (quantos anos ela realmente tem de acordo com sua data de nascimento), pense antes em sua idade de desenvolvimento (a idade em que ela parece estar aprendendo e compreendendo).

Ao contrário de seus outros irmãos ou amigos de sua idade, sua irmã pode precisar ser lembrada repetidamente sobre as regras ou tarefas que precisam ser feitas. Ela pode precisar ver várias vezes como fazer algo antes de dominá-lo com sucesso. Sua irmã pode precisar de um tempo extra para se apoderar das coisas. Entretanto, você e seus pais devem esperar que ela siga as regras, se comporte razoavelmente e tenha responsabilidades em casa adequadas à sua idade de desenvolvimento.

> **"** Em vez de medir suas habilidades de acordo com sua idade cronológica, pense antes em sua idade de desenvolvimento. **"**

Como você descobre a idade de desenvolvimento dela? Seus pais podem ser úteis para isso. Você pode ter uma conversa sobre o quanto sua irmã entende e como você pode ser mais útil para ajudá-la a aprender as regras. Sua irmã decerto é mais parecida com qualquer outra pessoa do que diferente. Portanto, tratá-la como uma da turma, que é apenas um pouco mais jovem, é muitas vezes uma boa abordagem.

Devo dizer a meu irmão que ele tem síndrome de Down?

As pessoas com síndrome de Down certamente devem ser informadas que têm a condição, mas seus pais devem decidir quando e como contar. Dependendo de sua idade, seu irmão pode já saber que ele tem síndrome de Down ou pelo menos estar ciente de suas diferenças até certo ponto. Ele pode notar que outras crianças na escola que não têm deficiências podem fazer mais do que ele consegue. Seu irmão pode ficar um pouco frustrado quando precisa se esforçar mais para terminar as coisas na aula.

> **Mesmo antes de aprender o termo "Síndrome de Down", seu irmão pode notar outras pessoas que a tenham.**

O curioso é que, mesmo antes de aprender o termo "síndrome de Down", seu irmão pode notar outras pessoas que a tenham. Ele pode até comentar: "Aquele rapaz se parece comigo!". Seu irmão também pode parecer mais à vontade com outras pessoas com síndrome de Down do que com pessoas que não tenham diferenças de aprendizagem. Quando for dada uma escolha, ele pode até preferir se socializar com o grupo de pessoas com síndrome de Down.

É provável que, mesmo que sua família não tenha usado o termo "síndrome de Down" com seu irmão, eles tenham pelo menos conversado com ele sobre a necessidade de ajuda extra para aprender. Como resultado, ele pode estar bem ciente de que aprende de maneira um pouco diferente, embora possa não achar que isso seja necessariamente uma coisa ruim. Embora você possa se preocupar se seu irmão vai parar de tentar se ele souber que as coisas são mais difíceis para ele, os indivíduos com síndrome de Down geralmente são bastante determinados e acham que nada se interpõe em seu caminho! Lembre-se também de que quando seus pais dizem a seu irmão que ele tem síndrome de Down, isso não significa que eles estejam dizendo que ele não pode fazer as coisas. Eles estão apenas apontando para o fato de que ele pode ter que se esforçar mais para atingir seus objetivos.

Há algumas boas razões para que seu irmão saiba que ele tem síndrome de Down.

- Ele talvez já tenha ouvido as palavras antes e não entendeu exatamente o que elas significam.
- Ele pode se sentir melhor ao saber que há uma razão para seus desafios de aprendizagem. Seu irmão pode usar o fato de que ele

tem síndrome de Down como uma forma de explicar por que ele pode não ser capaz de aprender a dirigir ou realizar outras atividades. Muitos jovens adultos sentem que ter síndrome de Down atrapalha as coisas, mas também os ajuda a entender por que eles têm dificuldades.

- A indicação de amigos que também tenham síndrome de Down também pode ser útil. Seu irmão pode se sentir melhor ao saber que ele faz parte de um grupo maior de pessoas muito legais!

- Seu irmão pode gostar de ir a conferências para pessoas com síndrome de Down e aprender a ser um autoapoiador (alguém que fale por si mesmo e ajude a fazer seus próprios planos para o futuro). Ele ainda pode fazer muitas coisas, mesmo com suas diferenças de aprendizagem.

Mas e se seu irmão disser que "odeia" ter síndrome de Down? O que dizer então?

Normalmente quando uma pessoa com síndrome de Down expressa esse sentimento, ela tem em mente algo específico que está causando um problema. Alguns problemas têm soluções mais simples. Por exemplo, seu irmão pode querer um par para o baile da escola, e ele sente que ninguém quer ir com ele porque ele tem síndrome de Down. Você ou seus pais podem ajudá-lo a descobrir a quem ele pode pedir e quem poderá dizer "sim". Uma vez que ele tenha um encontro, ele poderá se sentir menos preocupado com sua deficiência. Talvez seu irmão queira tentar entrar na equipe de beisebol da escola, mas não pode disputar porque ele sabe que não tem as habilidades necessárias. Você ou seus pais podem apontar uma outra direção para ele, tal como administrar a equipe ou experimentar a equipe das Special Olympics. Uma vez que ele tenha uma oportunidade atlética, ele pode não "odiar" tanto a síndrome de Down.

Algumas pessoas são muito conscientes de que ter síndrome de Down geralmente limita suas oportunidades. A solução para esse sentimento não é tão simples quanto o dilema do baile ou do beisebol; não se pode tirar a síndrome de Down deles! Você pode concordar com seu irmão que ter essa deficiência pode ser um verdadeiro mal. Mas você também pode lembrá-lo do quanto ele gosta de seus outros amigos com síndrome de Down. Você pode ajudá-lo a pensar sobre todas as coisas que ele pode fazer bem, e pode falar sobre o quanto você e seus pais se orgulham dele.

> **Seu irmão ainda pode continuar se esforçando para realizar seus sonhos; ele talvez precise apenas tentar alcançá-los de uma maneira diferente.**

Naturalmente, você também pode apontar algumas das vantagens reais. Ter síndrome de Down pode significar que seu irmão pode pegar um ônibus para a escola enquanto todos os outros têm que andar – com chuva, neve e tempo quente também! Seu irmão (e o resto de sua família) pode ir para a frente da fila na Disney World ou em outros parques de diversões. Ele pode até receber ingressos para os jogos locais de beisebol enquanto todo o resto tem que pagar. Quando seus pais explicam a síndrome de Down para seu irmão, eles podem apontar que ele ainda pode continuar se esforçando para realizar seus sonhos; ele talvez precise apenas tentar alcançá-los de uma maneira diferente.

Com o tempo, as pessoas que "odeiam ter síndrome de Down" geralmente começam a aceitar o que significa ter a deficiência e começam a ajustar seus objetivos para a escola, carreira e relacionamentos. Se seu irmão permanece bastante perturbado – e você não consegue identificar claramente a causa de seus sentimentos – você decerto deve conversar sobre isso com seus pais.

Minha irmã gêmea tem síndrome de Down. Eu sinto que ela está sempre tentando competir comigo e sempre quer fazer exatamente o que eu faço. Socorro!

Ser irmão ou irmã gêmea é diferente de ser um irmão ou irmã comum. Os gêmeos passam tanto tempo juntos, começando pelo útero e continuando após o nascimento. Muitas vezes, os bebês compartilham um berço quando são muito pequenos. Os pais também podem manter os gêmeos no mesmo horário de alimentação e de sono para facilitar os cuidados. Eles são quase sempre vestidos com roupas combinadas e são referidos como "os gêmeos" nas conversas. Gêmeos costumam ficar muito próximos quando crescem, porque passam muito tempo juntos.

Quando um dos gêmeos tem síndrome de Down, no entanto, as coisas são um pouco diferentes. Para começar, os bebês passam por etapas como engatinhar, falar e andar em momentos muito diferentes. Em pouco tempo, "os gêmeos" já não estão mais agindo da mesma maneira. A criança com síndrome de Down começa a parecer mais jovem que seu irmão, e a outra criança começa a assumir um papel de ajuda, como uma irmã ou irmão mais velho faria.

Se uma criança com síndrome de Down estiver muito consciente de que ela é gêmea, ela possivelmente continuará tentando se recuperar. Não é surpresa que sua irmã tente copiar o que você faz! Para ajudar nessa situação bastante complicada, lembre sua irmã que, mesmo sendo gêmeos, vocês são duas pessoas diferentes. Cada um de vocês tem pontos fortes e fracos únicos. Como no caso do irmão mais novo na pergunta anterior, lembre-a das coisas que ela pode fazer bem. Você também pode falar sobre as coisas que são difíceis para você. E vocês ainda podem fazer algumas coisas "de gêmeos" juntos para que ela se sinta melhor, como ter o mesmo sabor favorito de sorvete, usar a mesma fita no cabelo e assistir juntos ao filme favorito das duas.

Como duas pessoas distintas, você também tem amigos e experiências sociais diferentes. Este seria o caso mesmo se sua irmã não tivesse síndrome de Down. Você pode perceber que você é convidado para festas e sua irmã não. Por outro lado, sua irmã pode ser convidada para eventos dos quais você fica de fora! Se você receber mais convites, porém, você pode se sentir culpado, e ela pode se sentir triste. Tais sentimentos são naturais, mas não devem atrapalhar o desenvolvimento da amizade entre vocês.

Muito provavelmente, além dessas experiências à parte, há também eventos em que ambos são convidados a participar. Você pode ter algumas experiências "de gêmeos", mas ambos têm o direito de ter vidas separadas.

Se você se sente mal por sua irmã ter menos oportunidades sociais do que você, não deixe de compartilhar esses sentimentos com seus pais. Eles conhecem os interesses de sua irmã e podem procurar outras atividades baseadas na coletividade para ela. Eles também podem ajudar a estabelecer reuniões com seus amigos da escola. Em situações em que você se sinta confortável, você pode tentar incluir sua irmã com seus amigos de vez em quando. Para dicas sobre como fazer isso acontecer, veja o Capítulo 5.

Em certos momentos da vida, você pode se sentir um pouco desconfortável com a ideia de ter um gêmeo com síndrome de Down. Embora você possa ter a mesma cor de cabelo ou de olhos, ser gêmeos não significa que você tenha a mesma capacidade de aprendizagem e os mesmos interesses, portanto, você não precisa se preocupar em ter tudo em comum. Vocês ainda são pessoas distintas e únicas, e devem seguir os interesses que tornam vocês especiais.

Em minha família, somos apenas dois, meu irmão com síndrome de Down e eu. Minha amiga também tem um irmão mais velho com síndrome de Down, mas ela também tem outros quatro irmãos! Como as coisas são diferentes em famílias pequenas e grandes?

Com apenas dois membros na família, seu irmão só tem você para conversar quando estiver entediado e procurando algo para fazer. Quando ele tem um dia ruim na escola, ele só tem você para reclamar ou para gritar. Quando há apenas duas pessoas, você pode acabar sendo solicitado a fazer um pouco mais porque sua mãe tem apenas um outro filho para pedir uma mãozinha!

Dentro de uma família maior, sua amiga tem algumas opções a mais. Se o irmão vem até ela porque está entediado e está procurando algo para fazer, sua amiga pode mandá-lo pelo corredor para encontrar um outro irmão. Se o irmão dela estiver procurando alguém a quem reclamar, ele tem outras opções. E se a mãe pedir a sua amiga que ajude o irmão com alguma coisa, ela pode tentar conseguir outro irmão para isso.

Como você pode ver, com apenas duas crianças na família, a pressão para participar ativamente dos cuidados com seu irmão pode ser maior. Você simplesmente não tem as oportunidades que seu amigo tem de chamar outro irmão para pedir ajuda. Se você se sente sobrecarregado com as responsabilidades que advêm de ser o único irmão, considere conversar com seus pais. Eles provavelmente estão cientes do estresse extra que uma família pequena pode causar, mas seu lembrete pode ser útil.

Por outro lado, ser um irmão em uma família menor tem suas vantagens. Seus pais talvez possam passar mais tempo com seu irmão, dando liberdade e independência para você estar com seus amigos e fazer as coisas por conta própria. Você também pode obter mais atenção (se quiser) de seus pais simplesmente porque eles têm menos filhos para cuidar. Além disso, dependendo das circunstâncias familiares, as famílias menores podem ser mais "móveis". Levar duas crianças ao cinema ou à praia, por exemplo, é muito mais fácil do que levar seis.

As famílias são de todas as formas e tamanhos diferentes. É claro que você não pode escolher em que família nascer, mas você pode apreciar todas as alegrias e frustrações que podem vir por ser membro de uma família pequena ou grande. Tente compartilhar com seus pais algumas de suas observações sobre a forma como o tamanho de sua família faz a diferença em sua vida. Eles talvez tenham alguns pensamentos próprios que podem compartilhar com você.

Sempre me pedem para ajudar minha irmã. E quanto a meu próprio tempo?

Certas responsabilidades e expectativas vêm com o fato de fazer parte de qualquer família com mais de um irmão. Pede-se aos irmãos e irmãs que compartilhem de tudo, dos brinquedos aos quartos, até a atenção da mãe ou do pai. Eles são solicitados a se ajudarem mutuamente, a se protegerem mutuamente em situações perigosas, a trabalharem juntos e a se limparem, só para citar alguns casos. E, é claro, os irmãos devem ser bons um com o outro! Espera-se de todos os membros da família que se ajudem mutuamente, sobretudo se você for um dos mais velhos. Mas pode haver um momento em que você sinta que é solicitado a fazer coisas demais. Vamos examinar duas situações diferentes possíveis:

1. Você sempre foi receptivo quando solicitado a ajudar sua irmã.
Se esse for o caso, seus pais podem pensar que esteja tudo bem com sua ajuda. Eles podem ter caído no hábito de esperar que você se apresente em muitas situações diferentes. Às vezes, os pais não conseguem perceber o quanto dependem de você!

Para resolver esse problema, você precisa falar mais firme. Encontre um bom momento para ter uma conversa com seus pais – quando todos estiverem de bom humor e sua irmã estiver na cama ou ocupada com outra atividade. Explique que você precisa de uma pausa! Tente dar exemplos claros de quando está tudo bem em ajudar e quando não está. Talvez seus pais possam voltar a perguntar antes, em vez de simplesmente esperar que você ajude em todas as situações. Você merece seu próprio tempo; portanto, não se sinta mal em querer ficar algum tempo livre!

> *Às vezes, os pais não conseguem perceber o quanto dependem de você!*

Em algumas situações, os pais quase chegam a depender de você para ser o melhor amigo de sua irmã. Isso pode fazer que você se sinta ainda mais culpado. Quando você conversa com seus pais sobre o que é bom e o que é difícil para você, eles podem começar a se planejar com antecedência para os momentos em que você não está disponível para lidar com sua irmã. Eles podem planejar as horas das brincadeiras, ir ao parque ou fazer que sua irmã se envolva para ajudar com o jantar. Com a ajuda de seus pais, você encontrará um bom equilíbrio entre o tempo que você passa com e sem sua irmã. Então vocês aproveitarão muito mais o tempo juntos. Você e sua irmã ficarão ambos mais felizes assim.

2. Você não gosta muito de ajudar sua irmã; você prefere estar com seus amigos ou fazer suas próprias coisas.

Se for esse o caso, talvez você queira pensar no quanto você faz com sua irmã. Em seguida, lembre-se de que é esperado que você preste assistência aos irmãos e irmãs em qualquer família. Em seguida, sente-se com um pedaço de papel e desenhe uma linha no meio. De um lado da linha, liste os tipos de coisas que você não se importaria de fazer por sua irmã. Do outro lado, escreva as coisas das quais você preferiria não fazer. Tente ter pelo menos cinco itens em cada lado da linha. Compartilhe sua lista com seus pais. Mais uma vez, tente escolher um momento quando todos estiverem felizes. Há alguma coisa que seus pais queiram acrescentar à lista? Discuta cada item com eles. Então você e seus pais podem usar a lista como um guia para saber quando eles podem contar com sua ajuda.

Sua lista pode mudar de tempos em tempos. À medida que você cresce, você pode descobrir que não precisa mais usar a lista. Você se sentirá melhor em ajudar sempre que o humor estiver bom!

Em certos dias, você pode perceber que não se importa de estar com sua irmã. Mas se você teve um dia ruim ou tem muito trabalho de casa na cabeça, você pode sentir que precisa mesmo de seu próprio tempo. Aproveite os bons dias para passar tempo ajudando, e então seus pais estarão mais propensos a permitir que você faça suas próprias coisas quando precisar de uma pausa.

Às vezes sinto que meus pais querem que eu seja perfeito para compensar minha irmã com síndrome de Down. Isso pode me estressar muito. Socorro!

Ser perfeito é impossível! Portanto, se você está se esforçando para sempre obter boas notas, para ser um grande atleta e para fazer sempre a coisa certa para deixar seus pais felizes, você está se colocando sob muito estresse e pressão. Você pode ter um dia ruim, ter uma nota não tão boa, e falhar numa jogada no campo. Afinal de contas, você é apenas humano. Vejamos algumas das razões pelas quais você pode estar se esforçando demais para ser perfeito:

Tentando não ser um incômodo...

Se você está tentando ser perfeitinho porque acha que seus pais já têm o suficiente para se preocupar com sua irmã, lembre-se de que os pais podem fazer mais de uma coisa de cada vez! Os pais podem se preocupar com dois filhos ou três ou quatro – tudo no mesmo dia. Eles podem ajudar uma criança com os deveres de casa em um dia e levar outra para exames médicos no dia seguinte. Eles podem até mesmo ser capazes de fazer as duas coisas no mesmo dia! E, na verdade, eles não esperam que você seja perfeito. Eles sabem que você precisará conversar ou pedir ajuda em um momento ou em outro.

Os pais não querem que você enfrente sozinho os problemas, mesmo que pareçam distraídos ou tenham outras coisas em mente e esqueçam de perguntar sobre seu dia. Na maioria das vezes, eles ainda podem ouvi-lo.

> ❝ Ser perfeito é impossível Você pode ter um dia ruim, ter uma nota não tão boa, e falhar numa jogada no campo. ❞

Se outros problemas forem um pouco desgastantes para seus pais durante uma semana ruim e eles não puderem dar toda a atenção, eles podem ajudar a obter assistência de um outro adulto atencioso. Quando o nível de estresse deles diminuir, eles podem consultar você para saber como as coisas estão indo.

Seus pais não esperam que a paternidade seja completamente livre de estresse. Eles aceitarão que você cause um pequeno problema de vez em quando!

Presumindo que você precisa "compensar" sua irmã...

Muito embora sua irmã com síndrome de Down tenha certas limitações, ela traz outras alegrias para seus pais e sua família. As conquistas não são apenas medidas em notas em um boletim escolar, aceitação universitária e carreiras como médico ou advogado. Como discutimos no Capítulo 2, sua irmã é uma pessoa importante com seus próprios talentos únicos. Com certeza, seus pais têm orgulho de sua irmã por tudo o que ela pode fazer. Eles sabem que ela está fazendo o melhor que pode também. Eles não devem pensar que você tem que realizar todos os sonhos deles por ela e por você juntos.

Os pais aprendem a reajustar seus sonhos quando passam a amar seu filho ou filha com síndrome de Down e a entender mais sobre a condição. Eles têm muito orgulho de vocês dois. Se, no entanto, você não sentir que esse é o caso e achar que eles estão fazendo pressão sobre você, não deixe de discutir isso com eles. Eles precisam saber como você se sente!

Querendo dar 100%...

Talvez você queira aproveitar ao máximo suas habilidades porque vê seu irmão lutar para fazer todas as coisas que são mais fáceis. Como pode ser que tenha a capacidade de fazer mais do que seu irmão, você pode querer fazer seu melhor o tempo todo. Você pode também querer ter sucesso para que seu irmão seja, pelo menos, seu "fã número um".

Tentar fazer seu melhor é uma coisa boa. Se mais pessoas tentassem trabalhar com todo o seu potencial, o mundo seria muito melhor! Mas isso nem sempre é o que acontece. Mesmo quando você se esforça ao máximo, os erros ainda podem acontecer, e os resultados às vezes podem ser decepcionantes. Mais uma vez, ser um pouco menos do que perfeito é na verdade bastante normal. Portanto não deixe de dar a si mesmo uma pausa e procure apenas dar o melhor de si a maior parte do tempo!

Sentindo a pressão de seus pais...

Mas e se seus pais disserem mesmo que esperam que você receba somente "A" em tudo? Ou e se eles ficarem muito desapontados se você não ganhar a partida de tênis? Em geral, os pais querem que cada um de seus filhos faça o melhor que puder, e às vezes se sentem desapontados quando esperavam mais.

Às vezes seus pais podem ficar desapontados por uma razão válida – saberem que você pode fazer melhor se esforçar-se. Talvez eles sintam que você devia ter obtido um "A" porque eles viram, por experiência passada, que você é capaz de fazer o trabalho. Talvez eles tenham notado que você não estudou para aquela prova de estudos sociais, e é por isso que você acabou com um "C". Se, no entanto, você estudar mais e conseguir um "B", exigir um "A" pode não ser justo! Se este for o caso, você pode querer discutir o problema com seu orientador ou com um professor de confiança na escola. Uma reunião, com seus pais, pode ajudar a todos a se entenderem.

Da mesma forma, fazer que seu treinador de tênis converse com seus pais sobre o quão bem você jogou sua partida pode ser útil. Quer ganhe ou perca, seu treinador sabe quando você dá o melhor de si.

Se você estiver sentindo uma pressão a mais de seus pais, diga a eles como você se sente. Eles podem não estar cientes de que o desapontamento deles está tendo tal efeito sobre você.

É difícil ser os pais de alguém com síndrome de Down?

Sua mãe e seu pai podem fazer que pareça fácil, mas ser um dos pais é um dos trabalhos mais difíceis do planeta, independentemente de ser de uma criança com síndrome de Down!

Há tantas coisas para ensinar e tanto para se preocupar com as crianças. No entanto, embora possa ser difícil, ser um dos pais é provavelmente um dos trabalhos mais gratificantes do mundo.

Quando as crianças nascem, elas não vêm com um manual. Os pais muitas vezes descobrem o que fazer observando seus próprios pais ou amigos. Eles confiam nas próprias experiências de crescer com os irmãos ou de tomar conta dos filhos dos vizinhos. Eles também pedem ajuda aos avós. Muitos pais também encontram bons exemplos a seu redor para criar os filhos. Algumas mães e pais muito afortunados podem ter feito um curso sobre como ser pai ou mãe quando estavam no colegial ou na faculdade.

Quando sua irmã ou seu irmão nasceu com síndrome de Down, porém, seus pais entraram em um novo território. Para alguns pais, o bebê recém-chegado pode ter sido a primeira pessoa com síndrome de

Down que jamais viram. Outros podem ter ou lembrado de alguém que conheciam na escola ou na vizinhança, mas não alguém que conheciam muito bem, que tinha síndrome de Down. Alguns podem

> **As crianças com síndrome de Down são mais parecidas com outras crianças do que diferentes. Mas existem algumas coisas a mais para se pensar.**

de fato ter tido um parente com esse diagnóstico, e outros podem ter um bom amigo que tem um filho com síndrome de Down. Isso seria uma verdadeira vantagem para eles!

As crianças com síndrome de Down são mais parecidas com outras crianças do que diferentes. Mas existem algumas coisas a mais para se pensar. Seu irmão ou irmã pode ter problemas médicos e necessidades terapêuticas que tornam os primeiros anos da paternidade um pouco mais complicados. (Consulte o Capítulo 1 para saber mais sobre isso.) Outros desafios podem vir com os anos escolares. Devido às necessidades educacionais extras de sua irmã ou irmão, inscrever-se na escola não é tão simples quanto preencher algumas papeladas. É preciso fazer um plano especial para ensinar melhor sua irmã ou seu irmão. (Consulte o Capítulo 2 para saber mais sobre isso.) Encontrar amigos e atividades de lazer pode exigir trabalho extra porque os pais têm que fazer mais arranjos para uma criança com síndrome de Down. E então, pode haver algumas questões adicionais a serem consideradas para o futuro: seu irmão ou irmã será capaz de viver independentemente, ter um emprego, administrar dinheiro, comportar-se de modo adequado?

Acredite ou não, alguns pais também se preocupam se ter um irmão ou irmã com síndrome de Down será difícil para você. Eles querem que você tenha uma vida feliz sem nenhuma preocupação e estresse. Com todo o trabalho adicional que uma criança com síndrome de Down pode trazer, os pais têm que ter cuidado para equilibrar as necessidades de todos na família e ainda encontrar tempo para si mesmos! Então, é difícil ter um filho com síndrome de Down? A resposta simples é "Sim!". A resposta mais complicada é "Sim, mas....". Os pais reúnem informações necessárias, encontram apoio de outros que têm filhos com síndrome de Down e se educam sobre como ser o melhor pai ou mãe para todos os seus outros filhos. É preciso trabalho extra e, às vezes, preocupação extra, mas as recompensas podem ser bastante surpreendentes!

Meus pais protegem tanto meu irmão com a síndrome de Down. Eu acho que eles precisam deixá-lo agir mais por conta própria. Como posso dizer a eles para se afastarem um pouco?

Uma das coisas mais importantes que um pai ou mãe precisa aprender é como "deixar ir" à medida que seus filhos e filhas crescem e se tornam independentes. Os pais têm que dar a seus filhos e filhas a oportunidade de tentar as coisas por eles mesmos. Quer estejamos falando do bebê que está apenas aprendendo a se sentar sozinho, do pré-escolar que está tentando andar de bicicleta sem as rodinhas, ou do estudante do ensino médio que quer aprender a dirigir, os pais devem deixar seus filhos tentarem as coisas por conta própria.

Mas como os pais sabem quando uma criança está pronta para ser mais independente? Para descobrir isso, eles usam um pouco de tentativa e erro. Os pais dão às crianças a chance de tentar algo, e então eles observam de perto o que acontece. Por exemplo, o pré-escolar na bicicleta pode estar se equilibrando melhor e se apoiando menos nas rodinhas. A mãe ou o pai percebe isso e arrisca, removendo uma das rodinhas e depois, talvez, a outra, mas continua correndo ao lado do ciclista! À medida que as habilidades da criança melhoram, o pai deixa aos poucos de correr ao lado da bicicleta. Se a criança vai com tudo na bicicletinha de repente, o pai joga fora as rodinhas. Mas, se ele não conseguir dominar a empreitada em um tempo razoável, as rodinhas voltam para o lugar.

Motivos pelos quais pode ser difícil para os pais deixarem ir

Com uma pessoa com síndrome de Down, os pais usam os mesmos métodos de tentativa e erro para dar maior independência. Entretanto, eles podem precisar ter em mente considerações adicionais como estas:

- Seu irmão pode ter dificuldade para seguir instruções, então seus pais podem não ter certeza se ele sabe mesmo o que fazer.
- As palavras de seu irmão podem dificultar a comunicação, de modo que eles possam se preocupar com sua capacidade de pedir ajuda ou informações quando precisar delas.
- Seu irmão pode fazer o que quer fazer e não o que deve fazer em ambientes sociais.
- Seu irmão pode gostar de atenção e ajuda extra, assim ele pode permitir com satisfação que seus pais façam seu sanduíche, escolham suas roupas e o acompanhem à escola. Enquanto outra criança pode reclamar e deixar claro aos pais que ela quer ser mais independente, seu irmão pode simplesmente seguir o fluxo!

Na maioria dos casos, os pais são muito bons em descobrir o quanto permitir que cada um de seus filhos faça independentemente. Mas, às vezes, em vez de deixar ir e dar uma chance a seu filho ou filha, os pais tendem a se preocupar e a se envolver mais de perto. Você talvez entenda que seus pais só estão tentando proteger seu irmão e garantir que ele esteja sempre em uma situação segura. No entanto, se você acha que seus pais estão tendo problemas para dar maior independência a seu irmão, diga o que pensa!

Deixando as coisas claras com seus pais

Aqui estão algumas dicas sobre como iniciar uma conversa com seus pais sobre esse tópico:

- Primeiro, indique com clareza a área problemática. "Você faz o almoço de Joe todos os dias, mas eu acho que ele mesmo pode fazer."
- Em segundo lugar, dê exemplos que indiquem porque você acha que seu irmão pode lidar com mais independência. "Quando você está fora, o Joe tira uma colher da gaveta dos talheres e pega

manteiga de amendoim do frasco. Ele passa nas bolachas assim como eu. Se você mostrar a ele como fazer seu próprio sanduíche, eu acho que ele vai conseguir."

- Terceiro, escute o que eles pensam! Por que eles não acham que ensinar essa habilidade seria uma boa ideia? Os pais costumam ter mais informações sobre as habilidades de seu irmão do que você. "Ele não sabe como manejar uma faca. Temos medo de que ele tente usar uma faca quando ninguém estiver por perto."

- Por fim, depois que todos vocês tiverem ouvido os dois lados da história, falem sobre uma possível solução que leve em consideração quaisquer preocupações que seus pais tenham. "Por que não o deixar usar apenas uma colher para espalhar geleia ou manteiga de amendoim? Vocês podem comprar pães de forma fatiados ao invés de pão comum para que ele não precise usar a faca. Ou você pode mostrar a ele o passo a passo de como manusear a faca e fazer o sanduíche. Depois, você pode observá-lo fazer ele mesmo."

Seus pais considerarão então se sua ideia pode funcionar. Você pode se oferecer para ajudar a colocar o plano em prática e esperar pelo melhor!

Como você passa muito tempo com seu irmão, seu ponto de vista pode ser muito valioso para seus pais. Você pode ajudar a identificar problemas e fazer parte da elaboração de uma boa solução que beneficiará a todos na família, sobretudo seu irmão.

RESUMO

- Em vez de pensar na idade de seu irmão em anos (idade cronológica), pense em seu nível de capacidade (idade de desenvolvimento). As tarefas e responsabilidades devem estar à altura de suas habilidades, não de sua idade. Ter isso em mente pode ajudar você a se sentir menos frustrado e menos suscetível de achar que as coisas não são justas.

- Espera-se que os irmãos e irmãs ajudem em qualquer família, portanto, mesmo que seu irmão não tivesse síndrome de Down, você ainda teria que participar, cooperar e dar uma mãozinha um ao outro.

- Ser perfeito é impossível. Portanto, se você está se esforçando muito para compensar as fraquezas de seu irmão ou irmã ou para não ser um incômodo para seus pais, dê um alívio a você mesmo! Você também pode cometer erros.

- Se sua irmã estiver frustrada por não poder fazer tudo o que você pode fazer, apontar algumas de suas grandes realizações pode ajudá-la a se sentir melhor.

- Há muitas boas razões pelas quais os indivíduos com síndrome de Down devem ser informados de que têm síndrome de Down. Mas são seus pais que devem decidir quando e como fazer isso.

- Se você sente que seus pais estão sendo muito brandos com seu irmão ou irmã, ou estão tendo dificuldades para deixá-los ir e permitir mais independência, planeje se sentar com eles para uma conversa franca. Não grite e nem xingue. Apenas apresente com cuidado os fatos como você os vê e tenha uma conversa para transmitir seus sentimentos.

4

Pisando nos freios: lidando com comportamentos frustrantes

4

Existem coisas que seu irmão faz que o deixam louco às vezes? Talvez seu irmão assista ao mesmo filme várias vezes. Talvez ele precise que o sanduíche dele seja sempre cortado de uma determinada maneira. Ou sua irmã queira sempre vir a seu quarto quando você quer um pouco de privacidade.

Sejamos realistas: irmãos e irmãs às vezes podem nos irritar de verdade. Se você se sente assim, você não está sozinho!

Naturalmente, as pessoas com síndrome de Down não são todas iguais, e nem seus irmãos e irmãs. Um comportamento que é frustrante para uma pessoa pode não incomodar em nada a outra. Seu irmão ou irmã com síndrome de Down pode não fazer nenhuma das coisas listadas neste capítulo, ou ele ou ela pode fazê-las todas de uma vez ou de outra. Este capítulo contém perguntas difíceis feitas por irmãos e irmãs reais sobre comportamentos frustrantes que eles experimentaram com seus irmãos. Apresentamos algumas razões pelas quais seu irmão ou sua irmã pode estar te enlouquecendo e damos algumas ideias sobre como lidar com a situação da próxima vez. Com mais fatos, talvez você possa estar mais bem preparado para o próximo momento difícil.

Esperamos ter incluído o comportamento frustrante com o qual você lida em casa. Se seu problema particular não estiver listado aqui, confira o resumo para

> *" Sejamos realistas: irmãos e irmãs às vezes podem nos irritar de verdade. "*

uma maneira geral de lidar com comportamentos desafiadores. O resumo também pode lembrá-lo de algumas medidas positivas que você pode tomar para administrar praticamente qualquer comportamento irritante de seu irmão ou irmã.

Por que meu irmão sempre faz birras?

Todas as crianças fazem birras em algum momento, e isso inclui crianças sem síndrome de Down. Cada pessoa que lê este livro pode já ter feito birras também! As birras acontecem com mais frequência quando as crianças têm entre dois e quatro anos de idade. Trata-se de uma forma normal de as crianças pequenas expressarem frustração ou infelicidade com as regras. E quando elas estão cansadas, é ainda mais provável que as crianças façam birras!

Se você tem um irmão em idade pré-escolar com síndrome de Down, você talvez já tenha visto algumas birras. Possivelmente elas não te incomodam porque você sabe que as birras são normais para crianças muito pequenas. Se seu irmão é mais velho, porém, você pode estar se sentindo frustrado com esse comportamento. As birras podem fazer seu irmão parecer muito mais jovem do que ele de fato é. Quando isso acontece, as birras podem ser muito embaraçosas! Vamos ver por que um irmão em idade escolar com síndrome de Down pode fazer birras.

Ele se sente frustrado?

As pessoas com síndrome de Down costumam ter mais dificuldade para aprender a falar do que outras crianças. Por não conseguirem se comunicar tão facilmente, muitas vezes ficam frustradas. E essa frustração pode levar a um ataque de raiva. Imagine se você não conseguisse se expressar com rapidez quando tinha algo a dizer. Provavelmente você também ficaria frustrado. Tente ser um detetive e veja se consegue descobrir se seu irmão estava tentando dizer algo antes da birra.

Se seu irmão está demorando mais para aprender a falar, você pode ajudar seus pais a ensinar a seu irmão algumas outras formas de comunicação – por exemplo, usando sinais simples ou apontando. Com o tempo, seu irmão aprenderá a substituir a birra por uma comunicação melhor. Crianças com síndrome de Down que podem falar, assinar ou usar gestos para transmitir seus pensamentos podem ser menos propensas a fazer birras.

Ele está tentando achar seu caminho?

É provável que os adultos prestem atenção às birras; assim, as crianças aprendem que as birras podem mesmo dar resultados. Se seu irmão consegue o que quer por causa de uma birra, é mais provável que ele tente de novo em outra ocasião.

Digamos que você e seu irmão estejam fazendo compras com sua mãe na mercearia. E digamos que depois que você passa pela seção de sorvetes, seu irmão tem um ataque! Ele quer um sorvete com pedaços de chocolate com menta. Talvez sua mãe tente explicar que vocês já têm sorvete no congelador de casa. Ou talvez ela explique que a fruta é uma escolha melhor para a sobremesa daquela noite. Mas seu irmão não se importa; ele quer o sorvete e agora está fazendo uma grande cena na loja. Por desespero, sua mãe pega um litro de chocolate com menta, e seu irmão fica tão feliz que esquece de tudo. Vocês podem continuar as compras em paz. Porém, na próxima vez que vocês forem à loja e passarem no corredor do sorvete, adivinhe qual estratégia seu irmão vai tentar? Se a birra funcionou da última vez, talvez funcione de novo, certo?

Então há momentos em que seu irmão faz uso de uma birra para conseguir o que quer de vocês. Por exemplo, digamos que você esteja na sala da família assistindo à TV, e seu irmão entra e de imediato faz uma birra porque quer assistir ao Canal da Disney agora mesmo! Se você ceder e mudar o canal para parar os gritos, você simplesmente reforça a ideia de que, sempre que ele quiser que você mude a TV, é só começar a gritar.

Quando uma criança com ou sem a síndrome de Down consegue o que quer fazendo birra, é bem provável que tente de novo na próxima oportunidade. Você pode falar com sua mãe ou seu pai sobre formas de recompensar seu irmão quando ele agir de uma maneira mais aceitável. Talvez, se ele perguntar de uma maneira educada, você possa dizer que sente orgulho dele. Então, você pode mudar o canal

> *"Quando uma criança com ou sem o síndrome de Down consegue o que quer fazendo birra, é bem provável que tente novamente na próxima oportunidade."*

para ele ou, talvez, fazer um acordo que você vai colocar no programa dele depois de assistir a seu por mais alguns minutos.

Você também pode tentar se comportar bem como modelo. Por exemplo, se seu irmão estiver assistindo o Canal da Disney na sala da família quando você chegar da escola, você pode perguntar educadamente se ele pode mudar o canal para o que você quer assistir. Se ele disser "não", você pode dizer de bom grado: "Tudo bem". Eu farei meus deveres de casa agora e assistirei um pouco de televisão mais "tarde". Se você tiver sorte, seu irmão pode simplesmente pegar isso e copiar o bom comportamento da próxima vez! Claro, é sempre mais complicado lidar com birras em público, mesmo quando se tem as coisas sob controle em casa. No final, seus pais precisarão decidir como escolherão reagir às birras em público. E se você estiver confortável, você pode tentar usar essas mesmas estratégias.

Ele está se sentindo angustiado?

Às vezes, quando as crianças não conseguem lidar com uma situação, elas expressam a frustração com uma birra. Digamos que seu irmão esteja fazendo seus deveres de casa de matemática na mesa da cozinha. No fundo, você está jogando videogame na sala da família. Sua irmã acaba de atender o telefone na cozinha – sua melhor amiga quer saber se poderá te visitar nesse fim de semana. O Bingo, seu cachorrinho, está latindo na janela porque viu um esquilo correndo pelo quintal. Antes que você perceba, seu irmão está fazendo uma birra. A situação pode ter se tornado muito intensa para ele. Talvez ele não consiga se concentrar em sua matemática; talvez estivesse pensando em jogar videogame ou ligar para um de seus amigos. O que quer que fosse, provavelmente era demais.

Quando seu irmão faz birras porque se sente angustiado, você pode precisar brincar de detetive de novo com seus pais. O que estava acontecendo? No caso anterior, você pode perceber que quando seu irmão faz os deveres de casa, ele precisa trabalhar em outra sala onde seja mais calmo. Trabalhar com seus pais para encontrar maneiras de mudar o ambiente pode evitar que as birras aconteçam em primeiro lugar.

Como lidar com as birras

Seja qual for a razão da birra, você pode estar se perguntando: Como posso fazer meu irmão parar quando ele estiver no meio de uma birra?

- Uma solução pode ser tirar a atenção de seu irmão da origem de sua birra. Por exemplo, se ele estiver gritando porque não pode ir lá fora na chuva, ofereça-se para ler um livro favorito para ele. Fazer que ele se interesse por algo mais pode ajudá-lo a superar o momento difícil. Isso funciona melhor quando o que você está oferecendo é tão interessante para seu irmão quanto o objeto ou atividade pela qual ele está chorando.

- Outra possibilidade é tentar chegar a um acordo. Se seu irmão está fazendo birra porque quer que você faça algo com ele "agora mesmo", você pode tentar fazer um acordo dizendo algo como "se você me deixar terminar meus deveres de casa, então vamos poder jogar esse jogo".

É importante saber que as birras não desaparecem da noite para o dia, mesmo que você faça tudo de modo correto! As crianças precisam aprender outras maneiras de se comunicar. Elas também precisam ver, após algumas tentativas fracassadas, que as birras nem sempre funcionarão. É preciso tempo e paciência. E então, você deve começar a ver as coisas mudarem para melhor.

Por que minha irmã copia tudo o que eu faço?

Todas as crianças aprendem observando os outros e copiando o que eles fazem. Um bebê aprenderá a bater palmas depois de ver os outros fazerem isso. As crianças em idade pré-escolar copiam umas às outras o tempo todo. Se você for a um parquinho, verá isso acontecer repetidamente. Quando uma criança muito pequena copia o que você faz, você pode achar que foi "bonitinho" ou até engraçado. Se sua irmã mais velha o copia e o segue pela casa, pode começar a ser engraçado. Mas se você rir e o comportamento continuar, ele rapidamente deixa de ser bonitinho!

Copiando você em casa

Se sua irmã copiar você de vez em quando, ela pode estar imitando para que possa aprender ou praticar algo. Sua irmã pode estar ensaiando a maneira correta de jogar um jogo, fazer um projeto de arte, ou falar com os outros. Se parece que é por isso que sua irmã está copiando cada movimento seu, pense em reservar algum tempo para mostrar a ela a maneira correta de realizar a atividade. Como ela está olhando para você como um modelo, você pode encenar uma conversa ou fazer um projeto juntos.

Mas se sua irmã está copiando você o tempo todo, então isso é outra questão. Ela pode querer apenas brincar com você, mas você está ocupado fazendo outra coisa. Sua irmã aprendeu que se ela copia você, ela consegue chamar sua atenção! Mesmo se gritar ou ficar com raiva, você provavelmente não vai conseguir parar o comportamento. Afinal, se você está gritando, ela está chamando sua atenção! Você pode tentar separar alguns minutos para jogar algum jogo com sua irmã. Ou você pode fazer questão de brincar na mesma hora com sua irmã a cada dois dias para que ela saiba que tem algum tempo com você. Isso pode ser suficiente para deixá-la feliz e fazer que ela pare de copiar você. Caso contrário, é hora de pedir ajuda a um dos pais.

> **"** Sua irmã pode querer apenas brincar com você, mas você está ocupado fazendo outra coisa. **"**

Outra possibilidade é que sua irmã esteja entediada e não tenha mais nada para fazer. Se você acha que é isso que está acontecendo, você ou um dos pais pode ajudá-la a encontrar algo melhor para fazer.

Copiando você na escola

Se sua irmã está copiando você na escola, ou imitando as ações de outro colega, seu comportamento pode se transformar em um problema maior. Outros podem rir, e a atenção pode fazer sua irmã pensar que não há problema em agir dessa maneira. Mas você quer que sua irmã aprenda o comportamento apropriado e saiba quando parar. Quando outros encorajam um comportamento, é mais difícil acabar com ele! Aqui estão algumas ideias para tentar:

- Como sua irmã talvez esteja tentando chamar a atenção dos outros e se sentir incluída, você pode falar com seus amigos sobre ignorar o comportamento. Incentive-os a sorrir e fazer contato visual com sua irmã quando ela não estiver copiando você, mas fingir que não a notam quando ela estiver.

- Você também pode falar com sua irmã sobre saber quando parar. Talvez você possa elaborar um sinal secreto com ela antes. Por exemplo, diga que quando você segurar seu queixo e abanar suavemente a cabeça, significa "Pare de me copiar!".

- Você pode tentar fazê-la entender com convicção quando o comportamento de copiar não for apropriado. Sobretudo se ela for mais velha, tente falar com ela em particular para que ela não se sinta constrangida.

- Se nenhuma dessas ideias funcionar, talvez um amigo possa encorajar sua irmã a parar. Às vezes, irmãos e irmãs escutam melhor alguém que eles querem impressionar!

Se todas as sugestões anteriores forem descartadas, talvez sua irmã esteja apenas tentando incomodá-lo! Irmãos e irmãs fazem isso, você sabe. E admita: há coisas que você talvez já faça que de fato a incomodam.

> "Qualquer criança ou adulto com ou sem síndrome de Down tem permissão para ser mal-humorada em um ou outro momento."

Talvez a única maneira que ela saiba para realmente irritá-lo seja copiando seus movimentos. Se esse for o caso, não mostre nenhuma frustração. Vai ser difícil no início! Mas, se sua irmã não sentir que sua imitação é bem-sucedida em deixá-lo louco, ela vai acabar esquecendo e passando para outra coisa.

Quando em dúvida, compartilhe suas frustrações com sua mãe ou seu pai.

A síndrome de Down deixa de mau humor?

As crianças com síndrome de Down não costumam ficar mal-humoradas. Mas é claro que qualquer criança ou adulto com ou sem síndrome de Down pode ficar mal-humorado em um ou outro momento. Certamente, todos nós tendemos a ficar mal-humorados se não nos sentirmos bem ou se não tivermos dormido o suficiente. Se sua irmã está sendo mal-humorada e você descartou a possibilidade de que ela esteja cansada ou doente, ela pode ter outra coisa em sua mente:

Sua irmã está frustrada?

Às vezes, as pessoas se sentem mal-humoradas quando têm dificuldade de fazer alguma coisa. Se sua irmã está tendo dificuldades para aprender algo novo, ela pode se sentir frustrada ou chateada. Se ela for muito mais velha do que você, ela pode se sentir sobretudo frustrada porque você pode fazer as coisas muito mais facilmente do que ela. Ela talvez já saiba que é mais velha e deveria ser capaz de fazer essas coisas. (Leia mais sobre isso no Capítulo 4).

Uma pessoa também pode parecer mal-humorada quando tem dificuldade para falar ou ser capaz de dizer o que quer com clareza. Se é difícil para sua irmã com síndrome de Down fazer entender seu ponto de vista por causa da má capacidade de fala, ela pode parecer de mau humor; mas, na verdade, ela está apenas frustrada. Ela pode se tornar tão frustrada que simplesmente desiste de falar. É uma complicação enorme. Assim, embora ela pareça estar mal-humorada, ela está, na verdade, simplesmente irritada por não conseguir entender seu ponto de vista.

Ela está brava?

Outras vezes, o mau humor pode ser uma sensação residual depois de uma crise. Talvez sua irmã não tenha podido ver o filme favorito pela manhã. Durante o resto do dia, mesmo que ela tenha ido para outra atividade, ela ainda pode estar sentindo um pouco dessa raiva, que assume a forma de mau humor. Talvez você mesmo tenha vivenciado isso. Alguma coisa irritou você o suficiente para que ficasse de mau humor pelo resto do dia? Distrair sua irmã do problema pode ajudá-la a superar a raiva. Tente não mencionar a causa da raiva, ou o mau humor pode começar tudo de novo!

Ela é tímida?

Às vezes, o que parece ser mau humor é, na verdade, timidez. Uma pessoa tímida costuma ser calada e menos suscetível a sorrir ou fazer contato visual. Algumas pessoas naturalmente preferem passar mais tempo sozinhas. É apenas parte de sua personalidade. Sua irmã fica nervosa ao se encontrar ou brincar com novas pessoas? Se esse for o caso, você pode ajudá-la apresentando-a ou fazendo um teatrinho em casa para que ela se sinta mais confortável em situações sociais.

Ela está deprimida?

Adolescentes e adultos com síndrome de Down podem ficar deprimidos, como qualquer outra pessoa, à medida que envelhecem. Não poder ser tão independente como a maioria das outras pessoas, no entanto, pode torná-los mais propensos a se sentirem deprimidos. Dirigir, viver sozinho, casar-se e encontrar um emprego são apenas alguns objetivos mais difíceis de serem alcançados pelos adultos com síndrome de Down. Embora algumas dessas atividades "adultas" sejam possíveis, elas podem exigir mais esforço e mais tempo para serem conquistadas. O tédio também pode levar à depressão.

Se você acha que sua irmã pode estar deprimida, fale com seus pais. Eles talvez queiram levar sua irmã a um médico que possa avaliá-la e prescrever medicamentos, se necessário, para melhorar o humor dela. Seus pais também podem tentar algumas outras estratégias como ajudar sua irmã a alcançar seus objetivos para o futuro ou acrescentar outras atividades à sua agenda para que ela possa se manter ocupada. Portanto, a síndrome de Down não "faz que" você fique mal-humorado, mas às vezes a fonte do mau humor é um desafio a ser resolvido. Se você acha que sabe o motivo, tente compartilhar seus pensamentos com seus pais. Você tem uma visão diferente da deles e, juntos, talvez consigam descobrir uma estratégia para ajudar seu irmão ou irmã.

Meu irmão é um perfeccionista – tudo tem que ser "exatamente assim". Por que ele tem que ser tão teimoso?

Algumas pessoas com síndrome de Down podem parecer perfeccionistas porque gostam de fazer suas atividades favoritas ou tarefas regulares da mesma maneira sempre. Por exemplo, seu irmão pode demorar muito tempo para se preparar para a escola pela manhã, porque ele penteia o cabelo "sempre assim" e segue a mesma rotina, da mesma forma, todos os dias!

Manter uma rotina cuidadosa é uma forma da pessoa que tem desafios de aprendizagem se lembrar de tudo o que precisa ser feito. As rotinas ajudam mesmo a pessoa a lidar com um mundo que se move com mais rapidez do que ele. Um planejamento também pode ser reconfortante e pode ajudar a pessoa a se sentir menos ansiosa, sobretudo em momentos estressantes (como em uma manhã agitada quando todos estão correndo para sair de casa). Portanto, as rotinas podem ser muito úteis para alguém com uma diferença no aprendizado; não é que seja simplesmente teimoso.

Embora você possa entender por que uma rotina pode ser útil para seu irmão, essas formas cuidadosas de fazer as coisas podem ser frustrantes para outros membros da família, em especial se você

> **"Manter uma rotina cuidadosa é uma forma da pessoa que tem desafios de aprendizagem se lembrar de tudo o que precisa ser feito."**

estiver atrasado e precisar chegar a algum lugar rapidinho! Você pode pensar que é quase impossível para alguém com síndrome de Down se apressar ou fazer algo um pouco diferente.

Se uma rotina precisa ser mudada porque não funciona melhor para os outros na família, é melhor começar essa mudança com um pequeno passo de cada vez. Seus pais ou um professor podem precisar fazer parte da mudança da rotina que é importante para seu irmão com síndrome de Down. Se você acha que algo precisa mudar, fale com seus pais sobre como eles podem fazer isso acontecer.

Se a rotina de seu irmão costuma funcionar bem, mas algo precisa ser mudado de vez em quando, avise-o com muita antecedência para ajudá-lo a se preparar. Por exemplo, quando você souber com algumas semanas de antecedência que a prática do beisebol será cancelada em um determinado dia, você pode avisar seu irmão com antecedência e escrever isso no planejamento. Uma mudança inesperada em uma rotina pode ser mais difícil de lidar. Por exemplo, seu irmão sabe que tem treino de beisebol todas as terças-feiras após as aulas. O treino é cancelado, porém, quando chove, e é muito difícil fazer planos com dias de antecedência devido ao clima! Verificar o clima na noite anterior e avisá-lo sobre a possibilidade de chuva pode ajudar um pouco. Mas esteja preparado para um comportamento um pouco irritado!

Minha irmã às vezes fica realmente teimosa quando está com raiva ou quando quer muito alguma coisa. Como lidar com isso?

Ser teimoso, como em uma birra ou de mau humor, pode ser um sinal de que sua irmã está frustrada ou está tentando seguir seu próprio caminho. Às vezes a teimosia pode preceder ou substituir uma birra.

Digamos que você e sua família tenham acabado de entrar em um cinema e o espetáculo esteja prestes a começar. Enquanto caminham pelo saguão, sua irmã aponta para fora do carrinho de pipoca. "Não", diz você, "vamos nos atrasar para o filme". Então, sua irmã não se mexe. Você tenta puxá-la, mas ela simplesmente não vai a lugar algum. Isso pode acontecer, também, se a rotina de sua irmã incluir sempre pipoca antes de cada filme que ela vê. Ela quer as pipocas e não se importa se isso faz que você se atrase para o filme.

Assim agir com teimosia pode ser uma forma de obter algo especial ou garantir que uma rotina seja seguida. Quando sua irmã age assim, ela está mostrando que está brava ou frustrada. No exemplo do cinema, sua irmã sabe que você ou seus pais podem ceder e pegar as pipocas se ela insistir. Para situações como essa, tente antecipar como sua irmã pode agir. Se você sabe que ela sempre quer pipoca antes de um filme, certifique-se de chegar com bastante antecedência ou traga algumas pipocas de casa (se isso for permitido). Distrair sua irmã da causa de sua raiva ou frustração também é uma grande estratégia a ser usada quando ela agir com teimosia.

Se você não tem certeza do motivo de sua irmã estar sendo teimosa, tente perguntar a ela qual é o problema. Se ela não for capaz de dizer por que suas habilidades de fala ou comunicação são limitadas, afaste-se e tente examinar a situação. O que aconteceu pouco antes de ela cruzar os braços sobre o peito e se recusar a se mover? Se você conseguir descobrir o que desencadeou o problema, você pode atuar na solução! Muito provavelmente, gritar com ela não servirá de nada. Se você se afastar, ela poderá simplesmente decidir segui-lo. Então, se ela for mesmo teimosa, talvez não reagirá se você o fizer! Você pode ter mais sorte se tentar distraí-la, chegar a um acordo ou ignorar o comportamento por completo. Para mais informações sobre essas sugestões, leia a pergunta deste capítulo sobre como lidar com as birras. Se sua irmã ainda é jovem, você ou seus pais podem sempre pegá-la e movê-la fisicamente para sair da situação difícil. Mas tenha em mente que uma birra pode acontecer!

> "Agir com teimosia pode ser uma forma de obter algo especial ou garantir que uma rotina seja seguida."

Por que meu irmão é obcecado por filmes?

Assim como fazer as tarefas da mesma forma sempre pode ser reconfortante para uma pessoa com síndrome de Down (como já dissemos neste capítulo), ver filmes familiares ou programas de televisão favoritos repetidamente pode proporcionar esse mesmo alívio. Quando o mundo real é confuso ou estressante, um filme favorito conta sempre a mesma história. Seu irmão sabe o que vai acontecer; não há surpresas.

> *Quando o mundo real é confuso ou estressante, um filme favorito conta sempre a mesma história.*

Assistir a filmes também pode ajudar uma criança a aprender a lidar com uma situação ou a praticar uma habilidade social. Você pode ver seu irmão representando uma parte de um filme como se ele estivesse de fato na mesma situação. Isso pode ajudá-lo a aprender e melhorar suas habilidades de fala e sociais. No entanto, você não quer que ele pratique essas falas de um filme no jogo de basquete! Seus pais talvez possam ajudar seu irmão a aprender quando e onde praticar suas cenas favoritas. Os filmes também podem dar a seu irmão algo para conversar com os amigos. Muitas pessoas com síndrome de Down têm amigos que gostam dos mesmos filmes.

Mesmo que você não veja o mesmo filme repetidamente, você pode ter um programa de televisão favorito que assista todas as semanas ou todos os dias depois das aulas e que não quer perder. Você gosta de ver o programa e descobrir o que acontece a cada semana. Você pode gostar de discutir sobre o programa no dia seguinte com amigos; assim, ele dá algo do qual você pode falar. Em alguns aspectos, não é tão diferente da obsessão de seu irmão pelo cinema. Seus programas favoritos ou seus filmes favoritos podem ajudar cada um de vocês a relaxar.

É claro que o cinema pode não ser a única obsessão de seu irmão! Ele pode estar igualmente focado em sua música favorita, tocando o mesmo CD repetidas vezes ou insistindo na mesma música enquanto dirige o carro. É o suficiente para te deixar louco às vezes! Uma solução possível seria gravar um CD com algumas das músicas favoritas dele, que também sejam músicas que você gosta. Então ao menos você saiba que vai gostar da música tocada no carro! Outra opção seria que seu irmão conseguisse alguns fones de ouvido para que pudesse ouvir suas músicas de modo privado.

Por falar em filmes, minha irmã tem 18 anos e ainda assiste a filmes infantis. Há alguma maneira de conseguir que ela assista a coisas mais para a idade dela?

As pessoas com síndrome de Down se desenvolvem em velocidades muito diferentes. Como você deve saber, algumas aprendem com mais rapidez do que outras na escola. Portanto, enquanto sua irmã tem 18 anos, ela pode estar aprendendo coisas na escola de um nível muito mais jovem. E seus interesses podem ser os interesses de uma pessoa mais jovem. Suas habilidades sociais também podem ser de um nível muito mais jovem. Como resultado, os filmes dessas crianças podem estar apenas em seu ritmo! Eles decerto são mais fáceis de entender para ela do que filmes mais complicados ou confusos. Mas você sabe que assistir a filmes para mais jovens a faz parecer imatura para os outros, e isso pode ser embaraçoso para você. Tendo em mente que filmes para adolescentes maiores ou jovens adultos podem ser muito confusos ou perturbadores para ela, você pode ajudá-la a se interessar por filmes que sejam um pouco mais maduros do que aqueles que ela está assistindo atualmente. Tente escolher um filme mais apropriado para assistir juntos.

Tente escolher um que inclua coisas que você saiba que ela se interessa (por exemplo, animais ou basquete) ou por um que estrela atores que ela conheça de outros filmes.

Enquanto observa, você pode ajudar a explicar o que está acontecendo. Você pode até mesmo planejar uma noite normal de cinema uma vez por semana ou mais e usar esse tempo para tentar assistir a um novo filme. Você pode até mesmo ter de aceitar sugestões de alguns de seus amigos; às vezes, conselhos de amigos são melhores do que conselhos de irmãos ou irmãs! Não é preciso dizer que isso talvez não vai ajude a contar para sua irmã que os filmes dela são de "bebê". Ela pode simplesmente empacar e se recusar a ver os filmes que você sugerir. Independentemente de seus melhores esforços, no entanto, pode ser que ela volte a seus velhos favoritos pelo menos uma parte do tempo!

> **"** Embora sua irmã tenha 18 anos de idade, seus interesses podem ser os interesses de uma pessoa mais jovem. **"**

Por que minha irmã não vai parar de invadir minha privacidade?

Sua irmã pode ser particularmente atraída por suas coisas, ou ela pode gostar apenas de receber atenção extra de você. Um irmão que o admira e quer sua atenção é mais capaz de seguir você e se esforçar para conseguir sua atenção. Sua irmã não pensa nisso como invasão de sua privacidade – ela apenas adora estar com você! Se ela gosta mesmo de suas coisas, ela também pode não entender que nem tudo na casa pertence a ela.

Outro problema para compreender a privacidade é que as crianças com síndrome de Down têm pessoas em seu espaço pessoal a maior parte do tempo. Isso ocorre porque muitas vezes precisam de ajuda no banheiro e com as roupas até ficarem mais velhas. Isso dificulta o aprendizado sobre privacidade, pois muitas vezes elas mesmas não têm muita.

Você ficará feliz em saber que existem maneiras de ensinar os irmãos sobre o espaço pessoal! Com seus pais, você pode começar a trabalhar a ideia de que algumas coisas são especiais e não têm que ser compartilhadas. Você pode falar sobre isso como uma família e fazer algumas regras que incluam o respeito ao espaço. Por exemplo, todos na casa podem praticar bater na porta e esperar uma resposta antes de entrar no quarto de alguém. A porta não precisa nem estar fechada. É apenas respeitoso esperar antes de entrar. As portas fechadas do banheiro também devem ser respeitadas.

> **"** Um irmão que o admira e quer sua atenção é mais capaz de seguir você e se esforçar para conseguir sua atenção. **"**

Se você tiver seu próprio quarto, manter as coisas em privado será ainda mais fácil. Você pode perguntar a seus pais sobre trancar a porta de seu quarto quando você estiver fora, para que seus objetos de valor estejam protegidos. Colocar uma fechadura extra no alto e fora do alcance de irmãos mais jovens pode funcionar muito bem. A fechadura pode ajudar sua irmã a lembrar que o espaço é só seu, e ela precisa de permissão para entrar.

Meu irmão adolescente está sempre desfilando pela casa em suas roupas íntimas. Ele às vezes faz isso na frente de meus amigos! Como posso fazer para que ele entenda a importância do recado?

Para mudar esse comportamento, toda a família precisa reforçar as regras de privacidade na casa. Em outras palavras, ninguém na família deveria desfilar em roupas íntimas! Todos os membros da família podem se lembrar de vestir um roupão antes de sair de seus quartos ou do banheiro se não estiverem totalmente vestidos. Fechar a porta do banheiro quando estiver nele também pode ajudar. Seus pais também podem ajudar a lembrar seu irmão de vestir bermudas ou calções se ele quiser ver televisão com roupas mais confortáveis. Essas práticas de privacidade todos os dias ajudarão seu irmão a mudar seu comportamento.

Quando seu irmão voltar para o quarto ao ser mandado vestir mais roupas ou quando ele se lembrar de ficar vestido na frente dos outros por conta própria, não deixe de elogiar e dar atenção a ele. Um reforço positivo o ajudará a se lembrar de fazer as coisas da maneira correta. Por outro lado, tenha em mente que se você ou seus amigos rirem ou fizerem comentários sarcásticos – como "Bela cueca!" – seu irmão pode entender que você aprova suas ações. Sua observação então o encoraja a continuar fazendo exatamente a coisa errada. Se seu irmão puder se lembrar das regras de privacidade em casa, ele talvez se lembre de praticar essas mesmas regras quando estiver na casa de um amigo na escola.

> **Se seu irmão puder se lembrar das regras de privacidade em casa, ele provavelmente se lembrará de praticar essas mesmas regras quando estiver na casa de um amigo ou na escola.**

Às vezes sinto como se meu irmão fingisse não entender para escapar de fazer coisas que ele não quer fazer. Como posso saber se ele realmente não entende ou se ele está dando uma de espertinho?

Essa é uma pergunta difícil de responder sem de fato conhecer seu irmão. A melhor maneira de você descobrir isso é olhar mais de perto o quanto seu irmão entende nas mais diversas situações. Será que ele só tem um problema se você estiver querendo que ele faça algo, mas não quando ele está com seus pais? Será que ele entende bem quando se trata de algo divertido, mas não quando é hora de fazer as tarefas? Seus pais talvez possam ajudar você a descobrir isso.

Até que ponto uma criança entende muitas vezes depende de como é dito a ela o que deve ser feito. Algumas crianças com síndrome de Down ou outras deficiências podem seguir instruções simples, mas não as mais complicadas. Por exemplo, a instrução: "Passe a bola para mim e depois vá para debaixo da cesta" é uma instrução de dois passos. Seu irmão precisaria se lembrar de fazer duas coisas em uma certa ordem. Isso é mais difícil de entender do que somente uma dessas coisas.

Uma criança com síndrome de Down terá uma chance maior de sucesso se você dividir as instruções em várias etapas. Primeiro, tente dizer: "Passe a bola para mim". Quando seu irmão te jogar a bola, dê a segunda instrução: "Agora, vá para debaixo da cesta". Essa instrução em duas etapas parece fácil, e você pode pensar que é ridículo ter que dividi-la. Mas a verdade é: pode de fato ajudar.

Por outro lado, se seu irmão é rápido para entender quando é algo que ele quer fazer, mas ele parece estar confuso quando é hora de fazer as tarefas, você pode estar olhando para uma criança muito esperta! Nesse caso, tente dar a seu irmão uma atenção extra e elogios por escutar quando ele não quer mesmo fazê-lo. Isso pode ajudá-lo a estar mais interessado em cooperar. O elogio pode fazer maravilhas fazendo que coisas boas

> " Uma criança com síndrome de Down terá uma chance maior de sucesso se você dividir as instruções em várias etapas. "

aconteçam. Você ou seus pais também podem tentar transformar as tarefas em uma corrida ou jogo. Por exemplo, você pode correr para arrumar as camas ou tentar ser o primeiro a limpar seus quartos. A atenção extra e a diversão acrescida podem levar a uma maior cooperação. Se isso não der resultado, e você ainda acreditar que seu irmão esteja se fazendo, fale com seus pais. Juntos, vocês podem chegar a uma solução criativa.

RESUMO

- Lembre-se de que todos os irmãos e irmãs se aborrecem um com o outro em uma ocasião ou outra. Irmãos e irmãs sem síndrome de Down também são muito bons em irritá-lo!

- Se seu irmão o incomoda, tente ir para outra sala para não ter que assistir ou ouvir o comportamento frustrante. Se você estiver no carro e não conseguir escapar, tente colocar fones de ouvido e ouvir música.

- Outra opção é pedir com gentileza a seu irmão que pare. Você pode achar mais útil dizer a ele o que você quer que ele faça do que o que você não quer que ele faça. Por exemplo, em vez de dizer: "Pare de tocar essa música tantas vezes", tente dizer algo como "Por favor, toque a próxima música para mim". Alternativamente, tente respirar fundo. Depois, pense um minuto sobre porque o comportamento está ocorrendo. Ponha seu chapéu de detetive: seu irmão ou irmã está frustrado? Está tentando chamar sua atenção? Ele ou ela está pressionado? Aborrecido? Se você conseguir descobrir por que o comportamento está ocorrendo, você será capaz de encontrar a melhor solução para lidar com ele.

- Você também pode tentar distrair seu irmão ou sua irmã dando a ele ou ela algo diferente para fazer e parar a atividade irritante.

- Igualmente importante, tente dar atenção a seu irmão quando ele estiver se comportando de modo correto, e ignorá-lo quando ele estiver sendo irritante. Elogios e atenção podem ajudar seu irmão ou irmã a se lembrar de agir de maneiras mais aceitáveis.

- Em caso de dúvida, chame os reforços! Peça a um dos pais para ajudar você a descobrir a melhor maneira de lidar com a situação.

5

Congestionamento: administrando situações incômodas

5

Pode haver momentos em que as pessoas ficam olhando, estranhos provocam e amigos não querem incluir seu irmão ou irmã com síndrome de Down. Você se sente desconfortável ao defender sua irmã quando alguém está provocando? Você fica frustrado quando seu irmão fala em fazer algo que você tem certeza de que nunca acontecerá – como se casar? Esses são apenas alguns dos momentos difíceis que você pode passar quando tem um irmão ou irmã com síndrome de Down, e são muito diferentes daquilo que seus amigos podem estar passando com os irmãos deles.

Você nem sempre pode evitar situações difíceis. Então, como você lida com elas quando acontecem? Neste capítulo estão incluídos alguns dos problemas mais comuns vividos pelos irmãos e irmãs de alguém com síndrome de Down. Talvez você descubra que alguns de seus momentos difíceis foram incluídos neste capítulo. Continue lendo para encontrar algumas soluções reais que podem ajudá-lo quando você de fato precisar.

Por que as pessoas olham para minha irmã em público?

Todos nós notamos diferenças em outros em público. Temos a tendência de olhar para pessoas vestidas com roupas incomuns. Às vezes não podemos deixar de olhar para a criança pequena fazendo muita birra no meio do centro comercial. E muitas vezes estamos cientes das pessoas com deficiências, inclusive aquelas com síndrome de Down.

> **❝** Antes de presumir que as pessoas que olham para sua irmã estão sendo maldosas ou rudes, lembre-se de que nem todos estão olhando fixamente porque estão pensando negativamente nas diferenças dela. **❞**

Portanto, não é incomum que as pessoas reparem em sua irmã. Quando as pessoas olham para ela em público, podem estar percebendo que seus olhos são um pouco diferentes, mas não têm bem a certeza do porquê. Talvez elas estejam tentando descobrir se ela tem ou não síndrome de Down. Ou as pessoas podem estar notando que seu falar soa um pouco diferente ou que ela é maior do que a maioria das crianças que ainda estão em carrinhos de bebê. Talvez sua irmã seja quem esteja tendo uma crise no shopping!

Como o irmão ou irmã de alguém com síndrome de Down, você pode descobrir que está muito ciente de que as pessoas olham para seu irmão ou irmã. Você pode notar cada pequeno olhar na direção dela e, em especial, qualquer provocação ou riso. Algumas pessoas olham muito claramente com a boca aberta, parecendo seguir quase todos os movimentos de sua irmã. É possível que essas sejam as que mais incomodam! Outras pessoas podem simplesmente olhar rápido na direção dela. Você pode até ver crianças pequenas apontando na direção de sua irmã enquanto fala com um de seus pais.

Nem sempre presuma o pior!

Antes de presumir que as pessoas que olham para sua irmã estão sendo maldosas ou rudes, lembre-se de que nem todos olham de maneira fixa porque estão pensando negativamente sobre as diferenças dela. Algumas pessoas podem olhar para sua irmã porque têm um irmão, irmã, filho, neto, amigo ou parente com síndrome de Down. Eles podem ser um professor ou um voluntário das Special Olympics que trabalha com crianças e adultos com síndrome de Down. Talvez até estejam tentando descobrir se a conhecem.

O que você pode fazer quando as pessoas ficarem olhando?

Irmãos e irmãs de toda parte do país nos disseram que eles tentaram as seguintes estratégias:

- "Eu olho para ela também."
- "Eu fico entre minha irmã e a pessoa que está olhando para protegê-la."
- "Eu me afasto de meu irmão para que as pessoas não pensem que estou com ele."
- "Tento ignorar a pessoa que está olhando fixamente."
- "Eu digo alto para que a pessoa ouça", "as pessoas são tão rudes quando ficam encarando."
- "Eu pergunto à pessoa: 'Está olhando o quê? Nunca viu ninguém com síndrome de Down antes?'"
- "Se é uma criança pequena que está olhando em um parquinho, eu tento explicar um pouco sobre a síndrome de Down e mostrar à criança como brincar com ela."
- "Eu aceno de volta para eles."

Todas essas estratégias podem ser úteis em um momento ou outro. Não há uma forma certa de reagir, embora algumas das ideias listadas sejam provavelmente melhores do que outras. Digamos que estamos em setembro, e você começou no ensino médio há três semanas. Alguns de seus novos colegas de classe estão andando perto de você no shopping, bem quando sua irmã começa a fazer birra. Sua irmã costuma ser bem-comportada, então você não acredita que isso aconteça bem nessa hora! Você se esconde de sua mãe e de sua irmã. Você finge estar olhando a vitrine de uma loja e ignora o burburinho atrás de você. Você acena casualmente para o grupo e depois, quando eles já estão longe, volta para sua família. Embora possa não ser a melhor estratégia, seu raciocínio rápido tirou você daquele momento embaraçoso. Da próxima vez, porém, se sua irmã estiver se comportando bem, você poderá decidir apresentá-la a seus novos colegas de classe.

Quando são estranhos olhando para sua irmã, é possível que você se sinta mais seguro sendo protetor, ficando entre ela e a pessoa que está olhando ou acenando de volta para os inconsequentes. Às vezes, você pode até ajudar a administrar o comportamento dela em momentos difíceis, distraindo ou dando um abraço – sem se importar com o que esses estranhos pensam!

Você pode achar útil pensar em si mesmo e em sua própria noção das diferenças. Como você costuma reagir? Você consegue se lembrar de alguma vez em que notou algo incomum em outra pessoa e se sentiu desconfortável – talvez alguém com um membro amputado ou alguém usando uma cadeira de rodas? Você pode ter olhado um pouco ou ter querido se afastar do indivíduo, no início. Dar uma segunda olhada ou obter mais informações pode ter ajudado a se sentir mais confortável.

Lembrar-se de suas próprias atitudes poderá, com sorte, ajudá-lo a entender melhor porque os outros olham para sua irmã e poderá ajudá-lo a decidir o que pode ser feito a respeito.

Por que as "pessoas normais" fazem gracinhas com as pessoas com síndrome de Down?

Para responder a essa pergunta, vamos dar uma olhada nos motivos pelos quais as pessoas fazem gracinhas dos outros. Infelizmente, as pessoas costumam provocar outras que são de alguma forma diferentes, quer usem óculos, se vistam "fora de moda", se comportem de modo muito inteligente, pareçam desajeitadas, e assim por diante. Muitos filmes e jogos de videogame populares também fazem esse comportamento parecer normal e talvez até mesmo desejável.

Na realidade, a maioria das pessoas provocam porque, de alguma forma, isso as faz se sentirem melhores sobre si mesmas. Elas mesmas podem ter suas próprias inseguranças; então quando colocam outra pessoa para baixo, se sentem maiores e melhores do que ela.

> **"** Quando as pessoas ficam a par dos fatos sobre algo que parece diferente, elas se tornam menos temerosas e têm menos chances de ridicularizar essa diferença. **"**

Provocar pode ajudá-las a se sentirem parte de um grupo que elas consideram "legal". Pode proporcionar um sentimento de pertencimento. Mesmo que se sintam um pouco mal pela pessoa de quem estão tirando sarro, elas repetirão suas ações se outros rirem com elas ou receberem apoio de pessoas que querem impressionar.

As pessoas também fazem gracinhas dos outros quando se sentem um pouco desconfortáveis com as diferenças que veem. Isso é particularmente verdadeiro com deficiências, incluindo a síndrome de Down. A maioria dos estudantes e muitos adultos têm pouca experiência com pessoas com síndrome de Down, deficiências visuais, paralisia cerebral, convulsões e outras diferenças. A fim de se sentirem mais confortáveis com algo que não é comum, eles podem provocar. Essa estratégia não faz muito sentido para aqueles de nós que estão familiarizados com pessoas com síndrome de Down. Mas podemos ajudar, educando os outros quando temos chance. Quando as pessoas ficam a par dos fatos sobre algo que parece diferente, elas se tornam menos temerosas e têm menos chance de ridicularizar essa diferença.

É raro as pessoas provocarem porque são simplesmente cruéis. É uma pena que nem todos nesse mundo compreendam as diferenças entre os outros. Se você sente que alguém está sendo cruel com seu irmão ou irmã, faça que seus pais ou outro adulto saibam de imediato.

O mesmo pequeno grupo de crianças da escola provoca repetidamente meu irmão. Como posso ajudar meu irmão?

Uma coisa é se seu irmão for provocado apenas ocasionalmente. É um outro problema quando isso acontece com regularidade. Você pode ter tentado observar, comentar ou até dar uma bronca nas crianças, mas a provocação continua a acontecer de qualquer forma. Você pode ter tentado olhar, comentar ou até gritar de volta para as crianças, mas as provocações continuam a acontecer mesmo assim. É muito complicado enfrentar um grupo difícil sozinho. Aqui está uma abordagem que pode ajudar.

1. Descubra quando e onde o problema está acontecendo. A situação pode ser evitada? Seu irmão pode se sentar em uma mesa diferente do refeitório, ou ele pode ir andando para as salas de aula de uma maneira diferente para não encontrar os inconsequentes? Você pode encontrar alguns outros amigos que irão com seu irmão para protegê-lo? Às vezes, o problema pode ser resolvido mudando a cena.

2. Tente descobrir se seu irmão está fazendo algo que incentive a provocação. Será que ele começou o problema dizendo algo que não era devido? Ou ele está reagindo de uma maneira que é divertida a seus perturbadores, o que os impele a isso? Se esse for o caso, você pode atuar com seu irmão para mudar seu comportamento. Por exemplo, se ele os ignorar, eles podem parar de provocar.

3. Se a situação não puder ser evitada, ou se seu irmão não quiser ignorar a provocação, talvez seja hora de pedir ajuda a um adulto. Você ou seu irmão poderiam falar com um professor sobre o problema. O professor pode lidar com os alunos envolvidos e fazer mudanças no comportamento deles. Você pode sempre avisar seus pais, e esperar que eles lidem com o problema sem pressa. Eles podem entrar em contato com o diretor ou com o professor e trabalhar com essa pessoa para desenvolver um plano. Ninguém merece ser provocado, inclusive seu irmão.

Levar a situação à atenção dos adultos seria um passo muito maduro e responsável que você poderia dar como irmão.

Quando outras pessoas estão rindo de meu irmão ou de alguém com deficiência, fico envergonhado de dizer algo, e depois me sinto mal por não o ter feito. Sou o único que se sente assim e fica com medo de falar?

Você certamente não é o único irmão que já permaneceu quieto nesse tipo de situação. E você não é o único que se sente mal com isso. Falar no meio de uma multidão exige uma coragem e uma força tremenda. Você pode temer que, se o fizer, a multidão faça gracinhas com você também!

Talvez você tenha sido capaz de falar em um momento e depois se envergonhou de fazê-lo em outro momento. A forma como você responde depende de seu nível de conforto e do ambiente. Por exemplo, talvez seja mais fácil dizer algo quando você estiver entre um pequeno grupo de amigos, mas mais difícil quando você estiver em um grande grupo de adolescentes mais velhos ou estranhos. Você pode se sentir culpado, triste ou desleal quando não fala, mas você é humano e isso significa que nem sempre é perfeito. Isso não significa que você é um irmão ou irmã mau ou que não ama ou se importa com seu irmão ou irmã.

Se você escolher falar no meio da multidão, não precisa gritar e berrar. Você pode afirmar com calma alguns fatos:

- "Ele não pode evitar que sua fala seja lenta. Ele nasceu assim mesmo".
- "Ele pode ter síndrome de Down, mas ainda pode ouvir o que você está dizendo".
- "Ele não faz gracinhas por você ser tão mal-educado!".

Quando você diz alguma coisa, ter alguns amigos por perto para apoiar é muitas vezes útil. É ainda melhor se seus amigos falarem em nome de seu irmão, às vezes. Dá medo até de pensar em fazer isso?

Alguns irmãos e irmãs acham útil ficar em frente a um espelho em casa e praticar algumas respostas rápidas. Então, quando você se encontra nessa situação, você pode simplesmente decidir tentar uma de suas respostas.

> *Você pode se sentir culpado, triste ou desleal quando não fala, mas você é humano e isso significa que nem sempre é perfeito.*

Como você lida com as pessoas que usam a palavra "retardado"?

Em muitas escolas de ensino fundamental e médio de todo o país, é bastante comum ouvir os alunos usarem a palavra "retardado". A palavra costuma ser usada como um substituto para "estúpido" ou "burro" na conversa cotidiana. Os adultos até usam a palavra, muitas vezes em relação a si mesmos, quando se esquecem de algo ou têm tido algum problema. Até mesmo algumas letras de canções populares incluem a palavra. A palavra "r", como a chamaremos de agora em diante, nem sempre é usada com o propósito de insultar alguém com uma deficiência. Na verdade, algumas pessoas nem sequer pensam na conexão negativa entre a palavra e as pessoas com deficiência. Entretanto, como você está próximo de uma pessoa com síndrome de Down, é provável que você se sinta ofendido pelo uso da palavra. Ouvimos isso repetidas vezes de muitos irmãos e irmãs. Portanto, se isso o incomoda, você tem muita companhia!

Alguns irmãos e irmãs até já ouviram outros usando os termos "síndrome de Down" e "autista" como um substituto para a palavra "r". Por exemplo, um irmão pegou uma conversa na escola quando um colega de classe disse: "Você tem síndrome de Down ou algo assim? E, à margem de um campo de futebol, uma irmã ouviu um colega de equipe dizer: "Esse é um autista". Se a palavra "r" te irrita, o uso de "síndrome de Down" pode deixar seu sangue fervendo porque a conexão negativa com as deficiências fica muito clara assim.

O que você pode fazer a respeito?

A maneira mais bem-sucedida de os irmãos e irmãs lidarem com a palavra "r" é contando como a palavra os faz sentirem. Você pode estar pensando: "A palavra me irrita tanto, que eu só quero xingar a pessoa!". Mas a estratégia mais eficaz e duradoura é a de expressar calmamente seus sentimentos.

> " A maneira mais bem-sucedida de os irmãos e irmãs lidarem com a palavra "r" é contando como a palavra os faz se sentirem. "

Imagine o seguinte: você está em um bebedouro com seus colegas de equipe durante o intervalo de seu jogo de basquete. Alguém faz uma piada e um companheiro de equipe diz: "Isso é tão r ____". Após o término do jogo, você vai até seu amigo e diz que foi um grande jogo. Você então diz que queria que ele soubesse que mais cedo, durante o intervalo, uma das palavras que ele usou realmente teve um efeito sobre você. Você sabe que ele não usou a palavra intencionalmente, mas você só queria salientar que a palavra o magoou porque você tem um irmão com síndrome de Down. A menos que a pessoa seja simplesmente cruel ou insensível, é melhor você acreditar que ele pensará duas vezes em dizer a palavra de novo!

Dizer a seus amigos mais próximos que a palavra "r" é desconfortável para você e sua família os torna mais sensíveis ao uso da palavra. Quando seus amigos mais próximos começam a eliminar a palavra de seus próprios vocabulários, você pode constatar que eles começam a corrigir os outros. Antes que você perceba, as pessoas mais próximas a você usarão cada vez menos a palavra. Quando um estudante qualquer a usa em sua cara para incomodá-lo, seus amigos podem até aparecer e defendê-lo para que você não tenha que fazer tudo sozinho.

Dependendo de seu nível de conforto, você pode tentar algumas dessas outras ideias que irmãos e irmãs de todo o país utilizaram:

- Pergunte a um de seus professores se você poderia dar um relato rápido sobre a síndrome de Down. Como parte do relato, explique como a palavra "r" pode ser dolorosa.

- Pergunte a seu treinador se você ou ele poderia falar com a equipe sobre como manter a palavra fora do vocabulário do grupo.
- Escreva uma carta para o editor quando a palavra for usada de maneira inadequada em um jornal ou revista.
- Escreva um artigo para o jornal de sua própria escola.

Embora você não possa mudar o mundo inteiro, você descobrirá que é bom pelo menos mudar uma pequena parte de sua escola e de sua vizinhança.

Como posso incluir meu irmão quando estiver com meus amigos?

Por você estar perguntando, supomos que não se importa de incluir seu irmão pelo menos parte do tempo. Portanto, você pode estar fazendo essa pergunta por uma das seguintes razões:

Você quer incluir seu irmão parte do tempo – não o tempo todo – que você está com seus amigos. Você também quer um pouco de privacidade!

Nesse caso, talvez você possa explicar seu plano a seu irmão. Por exemplo, deixe-o saber que você quer que ele jogue um jogo de basquete lá fora na entrada da garagem com seus amigos. Mas quando você entrar em casa, você gostaria que ele encontrasse outra coisa para fazer! Se seu irmão estiver de acordo, deixe-o saber essas diretrizes com antecedência para ajudar. Ele pode ficar feliz em ser incluído mesmo que seja só por uma parte do tempo. Seus pais podem ajudar seu irmão a aderir ao plano e podem intervir se ele não estiver tão de acordo. Você pode até mesmo descobrir uma maneira de sinalizar para seus pais antes do tempo para que você possa mudar as atividades com mais tranquilidade. É ótimo que você queira que ele ande com seus amigos; apenas saiba que não há problema se você não quiser que seu irmão esteja por perto o tempo todo.

Se esse plano não funcionar bem, e seu irmão não ficar feliz a menos que fique com você e seus amigos o tempo todo, fale com seus pais. Por enquanto, talvez você precise passar algum tempo em uma das casas de seus amigos, pelo menos até que seu irmão melhore em lidar com a situação.

Outra ideia que tem funcionado para alguns irmãos e irmãs é ajudar seu irmão a fazer planos para ter a visita de um amigo em um dia que você também terá amigos em casa. Então, após passar algum tempo com você e seus amigos, seu irmão e sua companhia podem seguir o próprio caminho.

Você quer incluir seu irmão, mas seus amigos não estão tão felizes com isso.

Antes de mais nada, se seus amigos estão vindo para sua casa, eles devem esperar que seu irmão esteja por perto pelo menos parte do tempo. Se eles não estiverem muito à vontade com seu irmão, tente planejar uma atividade que seja fácil para seu irmão participar. Dessa forma, seus amigos verão que ele pode participar sem criar problemas. Você pode até mesmo mostrar a seus amigos como incluí-lo sem interferir demais na atividade. Por exemplo, se você estiver jogando uma partida de futebol, passar a bola para seu irmão de vez em quando o deixará feliz. Ele não tem que estar em todas as jogadas e realmente não influenciará o resultado do jogo. Se tudo correr bem, seus amigos talvez aceitem mais da próxima vez e se sintam abertos para passar mais tempo com ele.

> *Se seus amigos estão vindo para sua casa, eles devem esperar que seu irmão esteja por perto pelo menos parte do tempo.*

Se as pessoas não conseguem entender o que minha irmã está tentando dizer, devo interpretar para elas?

Se você se sentir confortável nesse papel, interpretar para sua irmã pode ser muito útil. Às vezes, as crianças pequenas apenas ficam olhando quando não conseguem entender o que alguém está dizendo, e podem parecer desconfortáveis. Quando você diz a elas o que sua irmã disse, você está tornando mais fácil para as crianças brincar com ela e ver que ela pensa e brinca assim como elas também. Mas as crianças pequenas não são as únicas que podem ter dificuldade para entender sua irmã. Adolescentes e adultos também podem ficar desconfortáveis e não saber como reagir quando não conseguirem entender o que alguém está dizendo! Se você ajudar, eles se sentirão melhor, e sua irmã também pode se sentir melhor. Muitas pessoas com síndrome de Down gostam da ajuda.

> **"** A melhor maneira de interpretar é repetir o que sua irmã está dizendo na forma de uma pergunta. **"**

A melhor maneira de interpretar é repetir o que sua irmã está dizendo na forma de uma pergunta. Com essa estratégia, parece que você está apenas confirmando o que foi dito em vez de tomar o lugar dela. Por exemplo, em vez de dizer: "Minha irmã disse que quer acariciar seu cachorro", você pode dizer: "Oh, Megan, você quer acariciar o cachorro?". Isso permite que o ouvinte entre e continue a conversa, e sua irmã não vai sentir que você está interferindo.

Se sua irmã fica brava com você quando você interpreta para ela, então você talvez deva recuar. À medida que o vocabulário e o uso das palavras dela melhora, você pode descobrir que ela consegue resolver a situação sozinha. Se a pessoa com quem ela está falando não consegue entender o que ela está dizendo ao falar de um jeito, ela pode tentar transmitir seu ponto de vista com outras palavras. Ela pode até mesmo tentar gesticular. Se sua irmã tiver algum sucesso assim, você começará a se sentir melhor ao deixá-la resolver seus próprios desafios de comunicação.

O que devo fazer quando meu irmão fala de coisas que eu acho que não vão acontecer – como dirigir um carro ou se tornar um ator?

Todos nós temos sonhos quando estamos na escola. Qual era seu sonho quando você era mais jovem? Você pensava que ia ser uma estrela do basquete na NBA ou um inventor famoso? Talvez você fosse ser o primeiro astronauta a chegar a Marte? Ou talvez você quisesse ser um apresentador de um programa? Você ainda tem sonhos agora, é claro, mas possivelmente já abandonou alguns dos sonhos anteriores. Por exemplo, talvez você esteja estudando química na escola e odeie isso; então você mudou de ideia sobre ser um cientista. Mudamos nossos sonhos conforme crescemos, mas ainda nos mantemos firmes aos sonhos mais realistas.

Alguns dos sonhos de seu irmão, no entanto, podem ser apenas os típicos dos adolescentes, como dirigir um carro, ir para a faculdade e se casar um dia. Embora muitos adolescentes realizem todos esses objetivos um dia, isso é menos viável para as pessoas com síndrome de Down. No entanto, pode ser que seu irmão só esteja querendo ser como todos os outros.

O objetivo é possível?

Uma maneira de ajudar seu irmão com suas expectativas para o futuro é falar sobre todas as coisas que têm que acontecer antes que ele possa alcançar cada um desses objetivos. Digamos que seu irmão tenha quase dezesseis anos e queira aprender a dirigir. Você sabe que tem que ser capaz de fazer muitas coisas antes de chegar ao volante de um carro e sair dirigindo. Você tem que fazer e passar no teste escrito. Você tem que ser capaz de ler os sinais de trânsito, usar o sinal de mudança de direção e acionar o acelerador e o freio, tudo isso enquanto observa com cuidado o carro à sua frente, as pessoas andando na calçada e sua velocidade.

Quando você ou seus pais destacam todas as partes, seu irmão talvez consiga ver o quanto está envolvido. Por exemplo, ao dirigir, sua mãe ou seu pai pode dizer: "Você viu aquele cachorro fugir na rua?"; "Você notou que o semáforo ficou vermelho?"; "Você tem que manter os olhos na estrada então não pode virar e olhar aquela menina linda!". Tornar seu irmão consciente de todas as coisas que estão acontecendo enquanto alguém dirige pode convencê-lo de que é muito difícil aprender a dirigir.

Alguns estudantes com síndrome de Down fizeram e passaram no teste escrito de motorista. Se não o passaram, mesmo após repetidas tentativas, o sonho geralmente termina aí. Se seu irmão passa no teste escrito e ainda está focado em aprender a dirigir, seus pais podem levá-lo a um centro de condução ou a um hospital de reabilitação onde possam testar as habilidades de motorista em uma situação de condução virtual. Lá, outros adultos podem explicar por que dirigir seria ou não possível para seu irmão com base nos resultados do teste. Só a experiência de dirigir virtualmente pode convencê-lo de que dirigir é muito difícil.

> **"** Uma maneira de ajudar seu irmão com suas expectativas para o futuro é falar sobre todas as coisas que têm que acontecer antes que ele possa alcançar cada um desses objetivos. **"**

Dividir todas as partes de uma atividade como dirigir, ir para a faculdade ou cuidar de um bebê pode ajudar seu irmão a pensar de maneira mais realista sobre o que ele quer. É melhor do que dizer: "Você nunca será capaz de fazer isso!". Quando ele toma sua própria decisão com todas as informações sobre a atividade, ele pode aceitar mais facilmente suas limitações. Isso não é diferente do estudante que descobre que odeia química e decide que a ciência não é para ele!

Descobrir objetivos alternativos

Outra maneira de ajudar seu irmão a esquecer o sonho dele é oferecer algo que ele possa achar tão bom quanto. Usando o exemplo sobre ser motorista, você pode dizer a seu irmão que se ele não aprender a dirigir, você com certeza o levará aos lugares. Ele pode gostar tanto da ideia de ir de carro com você a qualquer lugar que deixará de pensar em dirigir sozinho! Você também pode sugerir que aprender a andar de ônibus seria igualmente divertido.

Como discutimos no Capítulo 2, com mais apoio da comunidade, as pessoas com síndrome de Down podem fazer coisas que não foram capazes de fazer em anos passados. Viver de modo independente, casar-se e ir para a faculdade são objetivos realistas para alguns indivíduos porque há mais programas universitários disponíveis para pessoas com deficiência e mais apoios comunitários para ajudar as pessoas a aprenderem a viver de modo independente. Seus pais ou grupos locais de apoio à síndrome de Down talvez possam fornecer mais informações sobre o que está disponível em sua região.

Por fim, não esqueça de lembrar seu irmão de que ele é tão especial, tão importante, tão "legal", mesmo que ele não faça algumas das coisas que a maioria das pessoas faz – como dirigir um carro, ir para a faculdade, ou se casar. Esses são objetivos importantes para algumas pessoas, mas o que mais importa é que todos maximizem seus próprios talentos. Lembre seu irmão de que ele já está fazendo grandes coisas em sua família, escola e vizinhança apenas por ser ele mesmo. Deixe-o saber que você acredita que ele continuará a aprender e a fazer coisas mais surpreendentes a cada dia.

Meu irmão está apaixonado pela líder de torcida mais bonita de nossa escola. Quando ele diz "oi" para ela, e ela sorri de volta, ele pensa que ela é a namorada dele. Como posso ajudar a evitar que ele se magoe?

Se você for adolescente também, sabe como pode ser difícil a questão de namoro. Pessoas sem deficiência se apaixonam pelas garotas bonitas ou pelos rapazes bonitos, mas isso não significa que acabarão namorando com elas.

É fácil ficar magoado ou desapontado quando se está apaixonado – ou quando se pensa que se está. Ainda assim, as pessoas sem deficiência são muitas vezes mais realistas sobre quem elas gostam e quem vai gostar delas de volta. Para descobrir isso, é preciso ter prática e experiência durante todo o ensino médio e a faculdade também.

Os adolescentes com síndrome de Down nem sempre são tão realistas. Eles sabem de quem gostam – as meninas mais bonitas e os rapazes mais bonitos, e podem não se sentir atraídos por alguém com síndrome de Down ou outra deficiência. Entretanto, à medida que envelhecem, muitas vezes se interessam mais por seu próprio grupo de colegas e encontram lá bons amigos e parceiros de namoro.

Ao ver seu irmão de olhos brilhantes por causa daquela linda líder de torcida, você decerto pode concordar que ela é linda! Mas, você também pode apontar que ela tem um namorado ou está indo

> " Quando ele estiver triste ou com o coração magoado mais tarde durante a vida, você pode ser um bom ouvinte. "

para a faculdade em breve e não estará mais por perto. Você pode ajudar seu irmão a notar outras garotas bonitas em suas aulas ou em seu grupo social. Quando ele estiver triste ou com o coração magoado mais tarde durante a vida, você pode ser um bom ouvinte. Você pode falar das vezes em que ficou desapontado. Você pode contar como superou isso e encontrou alguém melhor – ou que acredita que vai encontrar no futuro, pelo menos!

Se você tentou todas as estratégias anteriores, e seu irmão ainda está determinado a convidar a líder de torcida bonita para sair, talvez você tenha que deixar isso acontecer. Uma vez que ele tenha tomado a decisão, você não pode impedi-lo. Mas esteja pronto para ser solidário se ele voltar para casa desapontado. Lembre-se de que muitas coisas que aprendemos na vida são aprendidas da maneira mais difícil – com um pouco de dor e tristeza misturadas com os bons sentimentos. Seu irmão também tem que aprender algumas coisas dessa maneira. E ele pode até aprendê-las melhor se passar por essas experiências duras.

Quando comecei uma nova escola secundária depois que minha família se mudou, nunca contei a ninguém sobre minha irmã com síndrome de Down. Agora eu não sei como ter essa conversa. Como contar às pessoas agora?

Quando você está em um novo ambiente e está tentando fazer amigos, sua irmã com síndrome de Down pode não ser a primeira coisa sobre a qual você quer falar. Pode ser bastante difícil se enturmar sem ter algo de diferente na família que chame a atenção. Há muitas outras coisas sobre as quais conversar com novas pessoas, como seu interesse em desenhar, sua música favorita, esportes que você gosta, e assim por diante.

Porém, o problema é que, embora você tenha mantido sua irmã fora da conversa até agora, você provavelmente não planeja escondê-la para sempre! Então, por onde começar? Talvez você sinta que estaria correndo um grande risco em dizer alguma coisa agora. Aqui estão algumas ideias:

Comece a mencionar as deficiências

Você pode começar a abordar o tema das deficiências em suas conversas ou em suas discussões em sala de aula. Se for apropriado em uma aula de ciência, saúde ou história, faça um projeto ou um resumo de um livro sobre algo relacionado à síndrome de Down ou outras diferenças de aprendizagem. Como apontamos nas outras questões, fornecer boas informações pode ajudar os outros a serem mais abertos e a aceitarem as diferenças. Esteja atento às reações de seus amigos, em particular.

Comente sobre outras pessoas com deficiência

Se você vir um indivíduo com síndrome de Down ou outra deficiência no shopping, faça um comentário positivo ou compartilhe algumas informações com seus amigos. Por exemplo, se você vir uma menina com síndrome de Down rindo com seus amigos, tente dizer algo como: "Essas meninas estão se divertindo mesmo!". Isso garantiria que suas amigas se dessem conta. Por outro lado, se você vir uma criança com deficiência fazendo birra no shopping, você tem duas opções. Você pode ignorar a cena e esperar que seus amigos não percebam.

Ou você pode fazer um comentário geral como: "Acho que ele está tendo um dia ruim"; "Eu me senti assim ontem, depois de nossa prova de matemática!".

Preste atenção às reações de seus amigos. Se seus comentários forem negativos, tente oferecer outra informação concreta. Se eles responderem positivamente, tente abordar as diferenças em outro momento. Se isso também correr bem, aproveite

> "Pode ser bastante difícil se enturmar sem ter algo de diferente na família que chame a atenção."

a chance e faça comentários sobre sua irmã. Seus amigos podem ficar chocados por você não ter dito nada antes. Você pode ser sincero e dizer que não tinha certeza de como as pessoas da escola nova reagiriam.

Seja voluntário na escola

Outra maneira de se enturmar é entrar para um clube ou ser voluntário de algum evento na escola que tenha a ver com deficiências. Algumas escolas têm reuniões dos Best Buddies ou clubes que são voluntários nos Special Olympics ou fazem campanhas de arrecadação de fundos para grupos com deficiência. Se seus amigos decidirem ajudar também, isso é melhor ainda. E se eles não o fizerem, você conhecerá algumas pessoas novas que podem aceitar mais as diferenças. Você pode até encontrar alguns outros estudantes que também tenham um irmão ou irmã com deficiência. Isso poderia abrir um mundo totalmente novo de amigos para você.

Convide seus amigos para visitá-lo

Uma outra opção é simplesmente convidar seus amigos para irem a sua casa. Você pode ou não contar a eles sobre sua irmã antes disso. Muitos adolescentes convidam seus amigos e adotam a postura "e daí?" sobre seu irmão ou irmã ter a síndrome de Down. Eles querem que seus amigos conheçam a irmã e vejam se a aceitam pelo que ela é, em vez de falar primeiro sobre sua deficiência.

Fale com um conselheiro

Lembre-se também que as escolas de ensino fundamental e médio têm departamentos de aconselhamento com assistentes sociais ou conselheiros que podem ser bons ouvintes. Eles podem ser capazes de ajudá-lo a resolver problemas e apoiar seus esforços.

Acredite em seus amigos e não espere o pior

Seja qual for o caminho escolhido, você provavelmente teme o pior. Mas se seus amigos são mesmo seus amigos e se preocupam com você, descobrir sobre sua irmã não vai fazer que eles gostem menos de você. Talvez eles até estivessem interessados em conhecê-la e aprender mais sobre a síndrome de Down. Embora essa de fato não seja uma situação fácil de resolver, com um pouco de sorte, você poderia ser gratamente surpreendido com as respostas de seus amigos.

RESUMO

- Você provavelmente está muito ciente das pessoas que olham para seu irmão ou irmã. Mas não presuma sempre o pior. Às vezes, as pessoas olham de modo fixo porque percebem algo diferente e são curiosas, ou talvez porque também tenham alguém com uma deficiência em sua própria família.

- Quando as pessoas fazem gracinhas de alguém com síndrome de Down, você pode ajudar informando sobre as deficiências. Você pode salientar que mesmo que a pessoa possa aprender mais lentamente, ela ainda tem sentimentos e está fazendo o melhor que pode.

- Se você achar difícil reagir às provocações dos outros, não seja muito duro consigo mesmo. Você não está sendo desleal com seu irmão; você simplesmente se sente desconfortável nessa situação de grupo. Às vezes é mais fácil abordar as pessoas individualmente e dar algumas informações com calma sobre a síndrome de Down.

- Se um grupo de pessoas provocar repetidamente seu irmão, você pode precisar buscar ajuda de um dos pais ou professor para conseguir mudar as coisas.

- Mesmo que você sinta que quer explodir quando ouvir alguém usando a palavra "r", você terá o maior êxito se disser seus sentimentos com calma. Deixe seus amigos saberem o quanto a palavra o faz se sentir mal. Seus amigos podem deixar de usar a palavra ofensiva e o ajudarão a ensinar aos outros a eliminar a palavra de seu vocabulário.

- Quando você está com alguém que não tem ideia de que você tem um irmão com síndrome de Down, uma maneira de falar sobre o assunto é falar sobre deficiências em geral. Você pode expor alguns fatos e verificar a reação da pessoa. Então você pode se sentir mais à vontade para falar sobre seu irmão.

6

Desvio à frente: organizando seus sentimentos

6

Se você fizesse uma lista de todos os sentimentos que já sentiu por sua irmã ou irmão com síndrome de Down, você ficaria espantado com a extensão da lista! Alguns dos sentimentos que você poderia incluir são afetuosos e maravilhosos, enquanto outros poderiam ser exatamente o oposto. Na verdade, sua lista talvez não incluísse os bons, os maus e os feios. Cada um desses sentimentos é muito real e muito presente na vida com um irmão que tem síndrome de Down. Na verdade, muitos desses sentimentos são compartilhados por irmãos e irmãs que não têm um irmão com deficiência.

Este capítulo foi elaborado para ajudar você a compreender melhor seus sentimentos, em especial os mais problemáticos. Com base em muitas conversas com irmãos de todo o país, destacamos as emoções mais comuns que foram compartilhadas conosco, e trazemos algumas ideias sobre como lidar com esses sentimentos. Ao ler o capítulo, esperamos que você veja que ter todos os tipos de sentimentos é bastante normal. As emoções podem mudar de momento para momento, e de dia para dia. Algumas podem eventualmente desaparecer, enquanto outras podem sempre fazer parte de seu convívio. Com o tempo, você aprenderá a apreciar os bons sentimentos e a lidar melhor com os sentimentos mais difíceis.

Às vezes, minha irmã causa vergonha. Qual é a melhor maneira de lidar com isso?

Independentemente da idade, irmãos e irmãs podem ser muito embaraçosos – quer tenham ou não a síndrome de Down! O irmãozinho que se comporta mal na igreja pode fazer que você tenha vontade de se esconder debaixo do banco. A irmã adolescente que compartilha um de seus momentos embaraçosos com todos os seus amigos também pode fazer que você sinta vontade de desaparecer. Todos os relacionamentos praticamente têm um ou mais momentos constrangedores.

Quando você tem uma irmã com síndrome de Down, no entanto, você se torna muito mais consciente das reações dos outros. Sua irmã constrange você por causa de seu comportamento ou apenas porque ter uma deficiência? Você se pergunta se as pessoas estão olhando em sua direção simplesmente porque ela está agindo de maneira estranha na igreja ou porque ela está agindo de modo estranho e tem síndrome de Down? As pessoas estão notando-a – e você – por causa da combinação de seu comportamento e aparência? Ou é apenas a síndrome de Down que traz mais atenção e sentimentos de constrangimento?

Em momentos como esses, você pode pensar que sua vida seria muito mais fácil se sua irmã não tivesse síndrome de Down. A maioria dos irmãos e irmãs se sente assim em um momento ou outro. Você só quer fazer parte de uma família "normal". Ninguém quer se destacar na multidão por causa de uma diferença em casa. Ser adolescente já pode ser difícil o suficiente sem a atenção extra para algo incomum.

Quando sua irmã está se comportando bem, você provavelmente se sente mais confortável. Mas você pode continuar se preocupando que ela venha a fazer algo para envergonhá-lo a qualquer momento. Você ficaria mais feliz se as pessoas não a notassem ou o fato de ela ter síndrome de Down. Se ela agir e se comportar mal, você talvez se sentirá irritado e constrangido, tudo ao mesmo tempo.

Então, como você lida com esses sentimentos bem comuns de constrangimento? Aqui estão algumas sugestões:

- Lembre-se de que todos os irmãos e irmãs vão causar constrangimento em um momento ou outro; isso inclui os irmãos que não têm deficiência. Esperemos que saber que o constrangimento faz parte de ser um irmão possa ajudá-lo a relaxar um pouco.

- Se o comportamento de sua irmã é bom, mas você se sente constrangido só por ela ter síndrome de Down, lembre-se de que muitas pessoas nem notam. À medida que você envelhecer, você se sentirá menos sensível a isso. Você talvez se sentirá mais confortável e se preocupará menos com o que os outros possam pensar sobre a condição dela.

- Se o comportamento de sua irmã não for apropriado, trabalhe com seus pais para elogiá-la quando ela estiver agindo de modo correto. Isso a ajudará a se lembrar de dar o melhor de si quando ela estiver fora, e essa estratégia pode ajudar a manter o comportamento de chamar a atenção no mínimo. Em geral, quanto mais atenção positiva você der ao bom comportamento, mais provável é que ela continue com esse comportamento positivo.

- Fale com seus pais o quanto antes sobre como lidar com um possível problema. Por exemplo, se sua irmã for a seu jogo de basquete, peça a seus pais para ficarem atentos a possíveis problemas. Eles podem fazer que ela faça outra coisa ou tirá-la dos ensaios se ela começar a imitar as líderes de torcida ou torcer por você em voz alta nos momentos errados. Planejar com antecedência pode poupar um pouco do estresse extra.

- Trabalhe com seus pais para distrair sua irmã do que quer que ela esteja fazendo para constranger você. Você pode conseguir evitar um momento embaraçoso mudando de assunto ou sugerindo que ela faça algo diferente. Se você tiver idade próxima ou for mais velho que sua irmã, ela talvez o admire. Você pode usar sua influência nesse caso para fazer que ela coopere e siga em frente com sua ideia.

- Quando tudo falhar, encontre uma maneira de escapar de um momento embaraçoso, mesmo que seja apenas por alguns minutos para dar um alívio para si mesmo. Por exemplo, se você estiver em um restaurante e sua irmã começar a se irritar porque a comida ainda não chegou, você pode dar uma rápida ida ao banheiro até que ela se acalme. Essa pequena pausa pode ajudá-lo a relaxar e dar a sua irmã um minuto para se acalmar sem que você fique bem ao lado dela no centro das atenções. É claro, você só pode fazer isso se estiver com outros membros da família. Deixar a cena não é uma opção se você for o único com sua irmã! Use isso apenas como último recurso. Você quer tentar estratégias melhores sempre que puder, portanto, sair de cena não deve se tornar habitual.

- Quando você estiver entre estranhos, lembre-se de que muito provavelmente nunca mais voltará a ver nenhuma das pessoas dali. Isso pode ajudá-lo a se preocupar menos com o que as outras pessoas pensam para que você se sinta menos estressado.

Eu sinto necessidade de proteger minha irmã. Como me livrar disso?

Quer sua irmã seja um bebê pequeno ou um adolescente mais velho, não é raro sentir que você precisa protegê-la. Porque você vive com ela, você está muito consciente dos pontos fortes e das necessidades dela. Mesmo que ela seja muito social e bastante capaz, você pode sentir que ela precisa de um pouco mais de orientação para ser segura e bem-sucedida, independentemente de sua idade.

Irmãos e irmãs se preocupam com seus irmãos com síndrome de Down e sentem a necessidade de protegê-los por muitas razões diferentes. Aqui estão apenas alguns exemplos do que ouvimos:

- "Minha irmã não fala muito bem apesar de ter cinco anos. Eu me preocupo que ela se afaste de nós no shopping e não seja capaz de dizer a alguém seu nome ou endereço."

- "Meu irmão é muito confiante. Ele iria com qualquer um sem desconfiar que a situação possa ser perigosa."

- "Minha irmã abre o portão da frente de nossa casa e sai para passear sem dizer a ninguém."
- "Meu irmão ainda está aprendendo a andar, e ele cai com frequência. Tenho medo de que ele se machuque de verdade."
- "Eu gosto de acompanhar minha irmã até a sala de aula pela manhã para saber que ela está em segurança nas aulas. Ela gosta de andar sozinha, mas eu me sinto melhor quando vou com ela."

Mesmo que você seja mais jovem que seu irmão com síndrome de Down, em muitos aspectos, você pode agir como a criança mais velha.

Você possivelmente é mais responsável e mais capaz, por isso, o mais natural é que simplesmente cuide de sua irmã. Mesmo quando você não está com ela, você pode se perguntar como ela está se saindo. Esse pequeno pensamento pode estar sempre no fundo de sua mente. A maioria dos irmãos e irmãs leva seu papel de protetores muito a sério e continua a se sentir assim mesmo na vida adulta. Livrar-se disso não é fácil, e talvez você não consiga parar completamente de se preocupar!

Na maioria das vezes, os pais valorizam seu interesse em proteger seu irmão. Mas é importante descobrir quando e onde ajudar. Você não quer que sua irmã dependa de você porque você está sempre lá para ajudá-la. E você não quer invadir a privacidade dela, verificando constantemente ou se metendo no meio de seus negócios!

Ser muito protetor pode se tornar um problema. Então, como você pode aprender a deixá-la e descobrir como ajudar somente quando de fato necessário? Vamos examinar algumas situações:

> **"** Na maioria das vezes, os pais valorizam seu interesse em proteger seu irmão. Mas é importante descobrir quando e onde ajudar. **"**

Sua irmã precisa se tornar mais independente

Talvez seus pais estejam tentando ajudar sua irmã a se tornar mais independente. Eles querem que ela pratique isso fazendo mais por conta própria, mas você está sempre lá para ajudar. Além disso, sua irmã fica irritada porque você continua dizendo a ela o que fazer!

Pode ser que esteja tão acostumado a ajudar sua irmã a fazer coisas que você não consegue parar! Mas você está recebendo a mensagem dos dois lados – seus pais e sua irmã. Seus pais podem orientá-lo aqui. Se eles sentem que sua irmã é capaz de maior independência, eles devem ter boas razões. Deixe-os explicar suas razões. O que eles estão tentando ensinar a ela, e como estão tentando realizar esse objetivo?

Se você puder visualizar as etapas e entender as razões, você pode mudar o mecanismo de proteção para ser o torcedor e incentivador número um de sua irmã. Quando ela tiver sucesso com uma nova atividade, seja aprendendo a dar seus primeiros passos, caminhar sozinha até o ponto de ônibus, ou pegar um táxi para seu primeiro emprego, você se sentirá melhor ao deixá-la ir. Mesmo que seus pais fiquem felizes em ouvir suas opiniões, eles são a última palavra na tomada de decisões sobre quanta ajuda e proteção sua irmã precisa.

Você tem responsabilidades demais

Se esse for o caso, você pode estar assumindo muita responsabilidade extra, e está se sentindo estressado. É difícil se manter em dia com sua própria vida social, eventos após as aulas e seus deveres de casa e ainda assim fazer o acompanhamento de sua irmã sempre que tiver oportunidade, sobretudo na escola.

Pense em quando e como você protege sua irmã. Ela poderia ser bem-sucedida se você não estivesse lá para ajudar? Lembre-se de que você tem que deixá-la tentar mesmo que isso signifique que ela falhe algumas vezes. Algumas das melhores lições de vida vêm de nossos erros e fracassos. E seus pais, não você, devem lidar com a maior parte das preocupações e assumir a maior parte da responsabilidade. Lembre-se de que você não é o pai; sua irmã precisa de um irmão ou irmã!

Converse com seus pais sobre seu estresse. Eles podem ajudá-lo a encontrar um equilíbrio entre ser um irmão preocupado e ser responsável demais. Você também pode conversar com um conselheiro na escola, um professor de confiança ou um parente que possa ajudá-lo a resolver problemas, isso pode ser uma boa solução para seu estresse extra.

Seus pais dependem muito de você

Nesse caso, você sente que seus pais estão dependendo muito de você para fazer muito por sua irmã. Você quer ajudar, mas não quer se envolver tanto assim.

Se assim for, é hora de uma discussão franca com seus pais. Seus pais podem pensar que você está confortável com suas responsabilidades e não sabem que você está se sentindo pressionado. Eles provavelmente ficarão felizes em ajustar as coisas para aliviar seu estresse. Por exemplo, digamos que você chegue em casa antes de sua irmã e você costuma cuidar dela depois da escola até sua mãe chegar em casa do trabalho. Mas você começa a se ressentir de nunca poder ficar para um evento esportivo após as aulas ou para uma reunião do clube, porque seus pais contam com você em casa. Se você informar a seus pais que isso está se tornando um problema, eles podem ser capazes de reorganizar seus horários ou encontrar outro cuidador ocasional para dar uma pausa para você.

Os pais não sabem ler mentes. Eles não sabem que há um problema, a menos que você diga. Se você não se sentir à vontade para falar com seus pais ou se eles não conseguirem encontrar uma solução, você também pode falar com um parente, um conselheiro escolar ou um professor para obter orientação.

Eu me preocupo com o que o futuro pode reservar para meu irmão. O que eu devo fazer?

É impossível prever o futuro para qualquer pessoa, incluindo uma pessoa com síndrome de Down. Ninguém tem poderes mágicos para olhar para o futuro em busca de todas as respostas! Como já discutimos no livro, cada pessoa com síndrome de Down é diferente. Cada um deles tem seus próprios pontos fortes e desafios. Se seu irmão ainda é jovem, saber o que ele será capaz de fazer quando for adulto é particularmente difícil. Se ele já é um adolescente, no entanto, você pode ter uma noção melhor do que pode ser possível.

Alguns pais podem já ter um plano para treinamento adicional, oportunidades de emprego e futuros planos de vida. Eles podem até ter um plano formal, escrito, chamado "Carta de Intenção". Esses planos esboçam a visão do que eles esperam que seja possível para seu irmão, com base no que eles sabem sobre suas habilidades. Entretanto, mesmo que seus pais não tenham um plano formal, escrito, eles possivelmente já pensaram muito sobre o assunto. Portanto, a melhor maneira de lidar com sua preocupação é conversar com seus pais. Eles podem ajudar a ter uma ideia melhor do que você pode esperar e do que eles estão planejando.

Pode ser um grande alívio lembrar que seus pais são encarregados das preocupações e do planejamento para o futuro de seu irmão. Embora você possa concordar com a maioria das ideias de seus pais, você pode ter alguns pensamentos próprios que gostaria de compartilhar. Se seu irmão é um adolescente e você passa um bom tempo com ele, você conhece muito bem seus interesses. Você também pode ter a vantagem de ver suas habilidades sociais com seus colegas de classe e seus amigos. Você pode até ter uma visão melhor das coisas do que seus pais.

Você acha que seu irmão pode fazer mais como um adulto do que seus pais acreditam? Ou você se preocupa que ele não será capaz de lidar com certos ambientes sociais por causa do que você viu na escola? Compartilhe seus pensamentos com seus pais. Depois de ouvir suas ideias e suas preocupações, eles podem decidir que seu irmão precise de mais preparo para lidar com situações sociais ou que eles devam procurar outros tipos de oportunidades de trabalho.

Se seu irmão ainda for bastante jovem, você pode conversar com seus pais de uma maneira mais geral sobre o que as pessoas com síndrome de Down são capazes de fazer quando adultos. Se houver uma grande diferença de idade entre vocês dois, você já estará longe do ensino médio quando ele estiver apenas começando. Você não estará lá para ver como ele se sairá e para ajudá-lo quando necessário. Isso pode fazer que vocês também se preocupem! Mais uma vez, compartilhe suas preocupações com seus pais. Eles estarão lá para lidar com momentos difíceis e podem assegurar que poderão encontrar ajuda quando for necessário.

> **"** Pode ser um grande alívio lembrar que seus pais são encarregados das preocupações e do planejamento para o futuro de seu irmão. **"**

Você também pode conversar mais com seus pais sobre qual poderá ser seu papel no futuro em relação a seu irmão. Consulte o Capítulo 8 para saber mais sobre isso.

Às vezes me sinto culpado por poder fazer coisas que meu irmão não pode. Isso é normal?

Sentir-se assim é perfeitamente normal por todas estas razões:

- Muitas coisas podem ser fáceis para você, mas você vê seu irmão se esforçar tanto para fazer até mesmo as coisas mais simples.
- Seu irmão está sempre tentando copiar você. Ele até diz que vai fazer tudo o que você pode fazer um dia, mesmo coisas que você acha que ele nunca será capaz de fazer, como acertar *homeruns* para a equipe de beisebol da escola ou dirigir um carro.
- Você pode sentir pena dele porque ele tem uma limitação, e você sabe que ele pode nunca ter a liberdade e a vida "normal" que você tem.
- Seu irmão tem tanto orgulho de tudo que você faz, e isso o faz se sentir pior!
- Você pode imaginar como seriam as coisas se ele não tivesse síndrome de Down. Ou você pode reconhecer a aleatoriedade da vida e se perguntar por que seu irmão nasceu com síndrome de Down e você não.

Com alguns ou todos esses pensamentos vagando em sua mente, na verdade é difícil não se sentir um pouco culpado. Mas sentir-se culpado não vai mudar nada. Seu irmão tem síndrome de Down, e sempre terá. Ninguém tem culpa de ele ter a síndrome de Down, muito menos você. Além disso, vocês dois têm seus

> « Seu irmão pode não conseguir fazer as coisas que você consegue, mas ele também tem seus próprios talentos únicos. »

pontos fortes e fracos. Seu irmão pode não conseguir fazer as coisas que você consegue, mas ele também tem seus próprios talentos únicos.

Em vez de comparar seu irmão com você, tente olhar para ele pelo que ele é. Talvez você tenha orgulho de que ele seja melhor jogador de beisebol do que seus outros amigos no time da Challenger League ou da Special Olympics. Ou talvez você tenha orgulho de que ele seja um grande aluno em suas aulas e até acompanhe alguns dos alunos em desenvolvimento normal. Talvez você esteja satisfeito por ele ter aprendido a usar alguns gestos de sinais para se comunicar, e você sabe o quanto isso é uma grande realização. Talvez ele seja realmente engraçado e saiba como fazer todos rirem. Se seu irmão se sente bem com seus acertos e talentos, tentar ser como você não será tão importante para ele.

Mesmo que você se sinta um pouco culpado, não deixe que isso o impeça de fazer o que quer. Se você decidir não tentar participar de um time esportivo ou do jogo da escola porque seu irmão vai se sentir mal, você não estaria sendo justo consigo mesmo. Você acabaria se sentindo ressentido e irritado, e isso não seria bom para seu relacionamento com seu irmão.

A todos foi dado um conjunto único de talentos, e nosso trabalho é maximizá-los. Por exemplo, ir para a faculdade pode ser a melhor maneira de você explorar seu próprio potencial, enquanto a inscrição em um curso de desenvolvimento de trabalho pode ser a maneira perfeita para que seu irmão aproveite seus dons. Como cada um de vocês é único e muito diferente, é melhor não gastar muito tempo se preocupando com as coisas que seu irmão não pode fazer. Celebre os sucessos dele e os seus, ao invés disso.

Às vezes, fico realmente feliz que meu irmão tenha a síndrome de Down porque não consigo imaginar minha vida de outra forma. Tudo bem?

Se você está ou não feliz com sua vida agora, imaginar como teriam sido as coisas se seu irmão não tivesse síndrome de Down pode ser bastante difícil. Claro, você pode sentir que sua vida é mais complicada por causa de seu irmão. Mas quando você imagina tirar qualquer coisa relacionada à sua deficiência, você provavelmente acabaria removendo muitas coisas boas também: seus amigos podem ser diferentes, assim como muitas de suas experiências familiares. Toda a sua personalidade poderia mudar – por exemplo, você poderia não ser tão sensível e paciente como é hoje. E todas essas lições sobre o que de fato importa na vida poderiam nunca ter sido realizadas – ou, pelo menos, não tão rapidamente – se seu irmão não tivesse síndrome de Down.

Você poderia descobrir que há alguns outros benefícios em ter um irmão com síndrome de Down. Como seu irmão tem desafios de aprendizado, você é visto como o melhor estudante da família e também o melhor atleta. Ou todos os seus amigos e professores vêm até você para obter informações quando têm uma pergunta sobre deficiências porque eles pensam que você é especialista. Você pode gostar dessa atenção extra, mesmo que você se sinta um pouco culpado por ter tido sucesso às custas de seu irmão. E quanto às vantagens? Talvez sua família não precise esperar em filas nos parques de diversões. Ou seu irmão possa fazer amigos facilmente, o que melhora suas próprias oportunidades sociais!

Uma vez que você comece a pensar em todas as coisas que poderiam ter sido diferentes, você pode se encontrar concluindo que sua vida é mesmo boa, do jeito que está. Sentir-se feliz por seu irmão ter síndrome de Down faz todo o sentido, e você não precisa se sentir mal por isso.

> **❝** Quando você imagina tirar qualquer coisa relacionada à sua deficiência, você provavelmente acabaria removendo muitas coisas boas também. **❞**

Quando penso em todas as coisas que minha irmã não pode fazer, sinto pena dela, e me sinto triste. Como posso lidar com esses sentimentos?

Mais uma vez, sentir pena de sua irmã às vezes é perfeitamente normal. Você se preocupa com ela e odeia vê-la se esforçando e ser limitada no que pode fazer. Se ela tiver algum problema médico sério ou precisar de cirurgia, você pode se sentir especialmente triste.

Então, como você pode superar seus sentimentos tristes? A resposta é semelhante à nossa discussão sobre culpa nas questões anteriores. Considere estas ideias:

- Em vez de pensar no que sua irmã não pode fazer, concentre-se em todas as coisas que ela pode fazer. Apesar de suas limitações, ela é capaz de fazer muitas coisas. Houve momentos, sem dúvida, em que ela o surpreendeu com realizações que você nunca pensou que ela seria capaz de fazer.

- Lembre-se de que sua irmã continuará aprendendo durante toda a vida. Embora ela possa levar mais tempo para isso, em algum lugar do caminho ela ainda poderá aprender coisas que ela não consegue fazer hoje.

- Olhe a vida de sua irmã através dos olhos dela. Ela provavelmente não vê as limitações que outros possam ver. Ela talvez tenha uma visão positiva e pensa que pode fazer tudo o que quiser. Embora ela possa experimentar algumas decepções às vezes, é provável que sua irmã pense que ela é uma pessoa incrível!

- Tenha uma conversa com seus pais sobre a visão que eles têm do futuro de sua irmã. Eles podem apresentar uma imagem mais positiva do que você está imaginando. Eles também podem ajudar você a pensar sobre todos os talentos e conquistas dela.

- Às vezes é útil conversar com outros irmãos e irmãs que têm irmãos com síndrome de Down. Eles possivelmente já experimentaram muitos dos mesmos sentimentos que você experimenta e poderiam recomendar algumas soluções práticas. Considere a possibilidade de participar de uma conferência de irmãos e irmãs. Ou, se

> **Olhe a vida de sua irmã através dos olhos dela. Ela provavelmente não vê as limitações que outros possam ver.**

não tiver uma disponível em sua região, pergunte a seus pais sobre encontrar outra família em sua região que tenha irmãos e irmãs de sua idade.

Estou muito orgulhoso de minha irmã. Como posso compartilhar meus sentimentos com os outros?

Sua irmã tem muito o que compartilhar – suas piadas engraçadas, o som de clarinete que tem praticado, seus movimentos de balé – mas será que as pessoas estão percebendo? Você sabe que ela trabalha duro para dar o melhor de si, mas não está segura de que outras pessoas possam apreciar suas realizações menores. Você acha que seus amigos vão pensar que você é estranho se estiver feliz por sua irmã ter feito um arremesso livre pela primeira vez no jogo de basquete nas Special Olympics? Ou se orgulhar de sua irmã ter feito um cartão de aniversário sozinha, mesmo que nada esteja escrito de modo correto?

Na maioria das vezes, seus amigos sentirão a empolgação em sua voz e ficarão orgulhosos com você. Ao conhecerem você e sua irmã, seus amigos entenderão como esses pequenos feitos podem ser importantes.

Para novos amigos ou pessoas que não conhecem sua irmã tão bem, considere explicar assim: "Quando se tem a síndrome de Down, é mesmo difícil fazer _____. Estou tão orgulhoso dela por se esforçar tanto e finalmente conseguir!". Se você compartilhar as informações dessa maneira, seus amigos verão como você está feliz e começarão a entender que isso é sim uma grande coisa. O benefício adicional de se compartilhar as realizações de sua irmã com os outros é que as pessoas talvez mencionem isso

> **Ao conhecerem você e sua irmã, seus amigos entenderão como estes pequenos feitos podem ser importantes.**

quando a virem. Pode ser que sua irmã se sinta lisonjeada com toda essa atenção.

Minha irmã é capaz de me deixar com muita raiva. É assim mesmo?

Todos os irmãos e irmãs ficam irritados uns com os outros de tempos em tempos. É assim em qualquer família com mais de um filho, independentemente de alguém ter ou não alguma deficiência. As coisas não podem ser pacíficas e felizes o tempo todo. Isso simplesmente não seria a vida real!

Mas sua irmã não é uma irmã qualquer. Ela é uma irmã com síndrome de Down. Você pode estar pensando que ela não pode evitar o fato de ter síndrome de Down. Então, quando você fica bravo com ela por andar mais devagar ou precisar de ajuda para fazer as coisas, você se sente mal, como se estivesse sendo cruel demais. E então, você começa a sentir culpa também.

Irmãos e irmãs com síndrome de Down podem ser irritantes, teimosos, frustrantes e barulhentos, como já discutimos em outros capítulos. Eles podem ser constrangedores e mal-humorados e agir como se fossem mais jovens do que sua idade. Essa lista pode não ter fim. E quando você está muito cansado, estressado ou chateado, sua irmã pode ficar muito nervosa. Então, não acha certo ficar bravo ou frustrado com sua irmã? É impossível evitar se sentir assim de vez em quando. Vá em frente e relaxe. Você não é uma pessoa má por ficar com raiva. Você é humano!

Então, como você deve lidar com a raiva? Você precisa expressar sua emoção, em vez de deixá-la crescer em seu interior. Embora seu primeiro instinto possa ser o de gritar e dizer coisas ofensivas, existem melhores maneiras de expressar seus sentimentos fortes. Usar uma dessas estratégias pode ajudar você a liberar a raiva e se sentir melhor mais rapidamente:

- Vá direto aos fatos. Por exemplo, diga firmemente: "Fico com raiva quando você entra em meu quarto sem minha permissão"!

- Expresse-se escrevendo uma carta enfurecida para sua irmã ou um texto no diário. Nela, você pode dizer o que quiser, colocando para fora todos os seus sentimentos. Em seguida, guarde a carta na gaveta ou a jogue fora. Libertar suas emoções dessa maneira pode ajudá-lo a se sentir melhor, e ninguém mais se magoa.
- Desenhe uma imagem de seu irmão e da situação frustrante e depois rasgue-a em um milhão de pedaços.
- Vá dar uma corrida ou uma longa caminhada. Tenha uma conversa imaginária com sua irmã, deixando tudo sair.
- Jogue basquete no quintal ou faça algo que seja físico e construtivo ao mesmo tempo.
- Afaste-se da situação até esfriar a cabeça. Quando você voltar, talvez consiga se expressar com mais calma.
- Ouça uma música em seu quarto.
- Ligue para um amigo, envie mensagens de texto, e-mail ou converse *on-line* para desabafar.
- Fale com seus pais sobre sua raiva. Se a situação continuar a acontecer, talvez vocês possam pensar em soluções em conjunto.
- Encontre um grupo de irmãos ou uma reunião de irmãos e irmãs onde você possa se encontrar com outros irmãos que o entendam.

Em um momento, eu amo meu irmão, e no momento seguinte, eu fico tão frustrado com ele! Isso é normal?

Pare e pense a respeito disso. Há alguém em sua vida que você sempre ama e com quem nunca se cansa de estar? Pense em seus pais, avós, outros irmãos e irmãs, primos, amigos próximos. Alguém se encaixa nessa descrição? Mesmo seus pais podem deixá-lo tão irritado que os bons sentimentos desapareçam por alguns minutos ou algumas horas! Quando você ama uma pessoa (ou até mesmo gosta muito dela), você tende a ter sentimentos muito fortes, positivos e negativos por ela. É normal, e está tudo bem para qualquer pessoa de quem você gosta, inclusive seu irmão com síndrome de Down.

Ultimamente, parece que tudo o que meu irmão faz me irrita. Eu nem quero estar com ele. Tenho medo de sempre me sentir assim em relação a ele. Como posso lidar com isso?

No decorrer dos relacionamentos, não é incomum ter momentos em que tudo parece incomodá-lo. Você pode se sentir bastante frustrado se seu irmão repetidamente fizer certas coisas que o irritam ou parecer estar demorando uma eternidade para aprender algo novo. Às vezes, quando coisas negativas continuam a acontecer, é difícil lembrar que na verdade também há algumas partes boas! É claro que os irmãos não precisam ter síndrome de Down para o irritar. Se você sente que está preso a uma rotina de sentimentos negativos em relação a seu irmão, tente estas sugestões:

- Em vez de pensar somente em todas as coisas irritantes e difíceis, tente procurar as boas qualidades de seu irmão. Digamos que você não suporte o ranger dos dentes de seu irmão e suas maneiras descuidadas com a mesa. Pare e lembre-se como ele está sempre disposto a compartilhar sua sobremesa com você ou como ele é o primeiro a notar quando você está se sentindo chateado. Quando você se esforça para ver as boas qualidades dele, as partes ruins podem começar a incomodar menos.

- Afaste-se e veja o que o aborrece. É mesmo tão ruim assim? Você também tem maus hábitos que incomodam seu irmão? Se você se lembrar que ninguém é perfeito, as coisas podem não parecer tão ruins assim!

- Deixe que seus pais saibam o que está incomodando você. O comportamento problemático de seu irmão pode ser melhorado? Trabalhe com seus pais para desenvolver um plano de melhoria.

- Se o comportamento irritante de seu irmão tende a ocorrer em certos momentos, você pode evitar essas situações, pelo menos até que você comece a se sentir menos crítico em relação a ele? Uma breve pausa no estresse pode ser útil a longo prazo. Então você pode começar a se concentrar de novo no lado bom.

- Embora algumas coisas possam sempre incomodá-lo em relação a seu irmão, as ideias aqui apresentadas devem ajudá-lo a se sentir melhor em relação a ele pelo menos parte do tempo. Mas se seus sentimentos não melhorarem após alguns meses, talvez você precise encontrar alguém com quem conversar. Um conselheiro ou assistente social em sua escola pode ser um bom lugar para começar. Fale com seus pais também. Eles podem ser capazes de localizar um programa destinado a estudantes que tenham um irmão ou irmã com deficiência. Lá, você encontrará outros que saibam como você se sente. Dentro do grupo, você pode falar sobre seus sentimentos e encontrar soluções juntos.

> "Às vezes, quando coisas negativas continuam a acontecer, é difícil lembrar que na verdade também há algumas partes boas!"

RESUMO

- Ter todo tipo de sentimento em relação a seu irmão com síndrome de Down é muito normal. Você pode sentir amor, felicidade, preocupação e orgulho. Ao mesmo tempo, você também pode sentir raiva, frustração, vergonha e aborrecimento. Você não é uma pessoa má se tiver sentimentos negativos. Você é normal!
- Se você achar que está sempre preocupado e sente a necessidade de proteger seu irmão ou irmã, fale com seus pais. Vocês podem discutir juntos o que seu irmão pode fazer por conta própria e quando ele precisar de orientação. Isso pode ajudá-lo a se preocupar um pouco menos, pelo menos parte do tempo.
- Quando você sentir pena de sua irmã, ou se sentir culpado por poder fazer coisas que ela não pode, lembre-se de todas as coisas maravilhosas que ela é capaz de fazer. Sua irmã pode estar orgulhosa de suas próprias realizações, e você provavelmente também está.
- As pessoas com síndrome de Down continuam a aprender novas habilidades durante toda a vida. Com a ajuda de seus pais, sua irmã estabelecerá suas próprias metas para o futuro. Embora essas metas sejam diferentes das suas, elas são igualmente importantes e significativas.
- Embora sentir raiva ou aborrecimento com seu irmão seja perfeitamente normal, tente expressar seus sentimentos de maneira apropriada.
- Evite gritos e xingamentos. Tente libertar seus sentimentos escrevendo-os, lingando para um amigo, saindo para uma corrida, ou fazendo algo produtivo. Em conversa com seu irmão ou seus pais, fale sobre como você se sente sem culpar ninguém.
- Mesmo quando você ama sua irmã, pode haver momentos em que você se sinta particularmente constrangido ou aborrecido com ela.

À medida que você envelhece, as coisas que o incomodam hoje podem se tornar menos importantes e incômodas.

- Se você continuar se irritando com seu irmão ou irmã na maior parte do tempo, fale com um conselheiro na escola ou com seus pais. Eles podem ser capazes de encontrar uma reunião de irmãos onde você possa conversar com outros que também tenham irmão ou irmã com alguma deficiência.

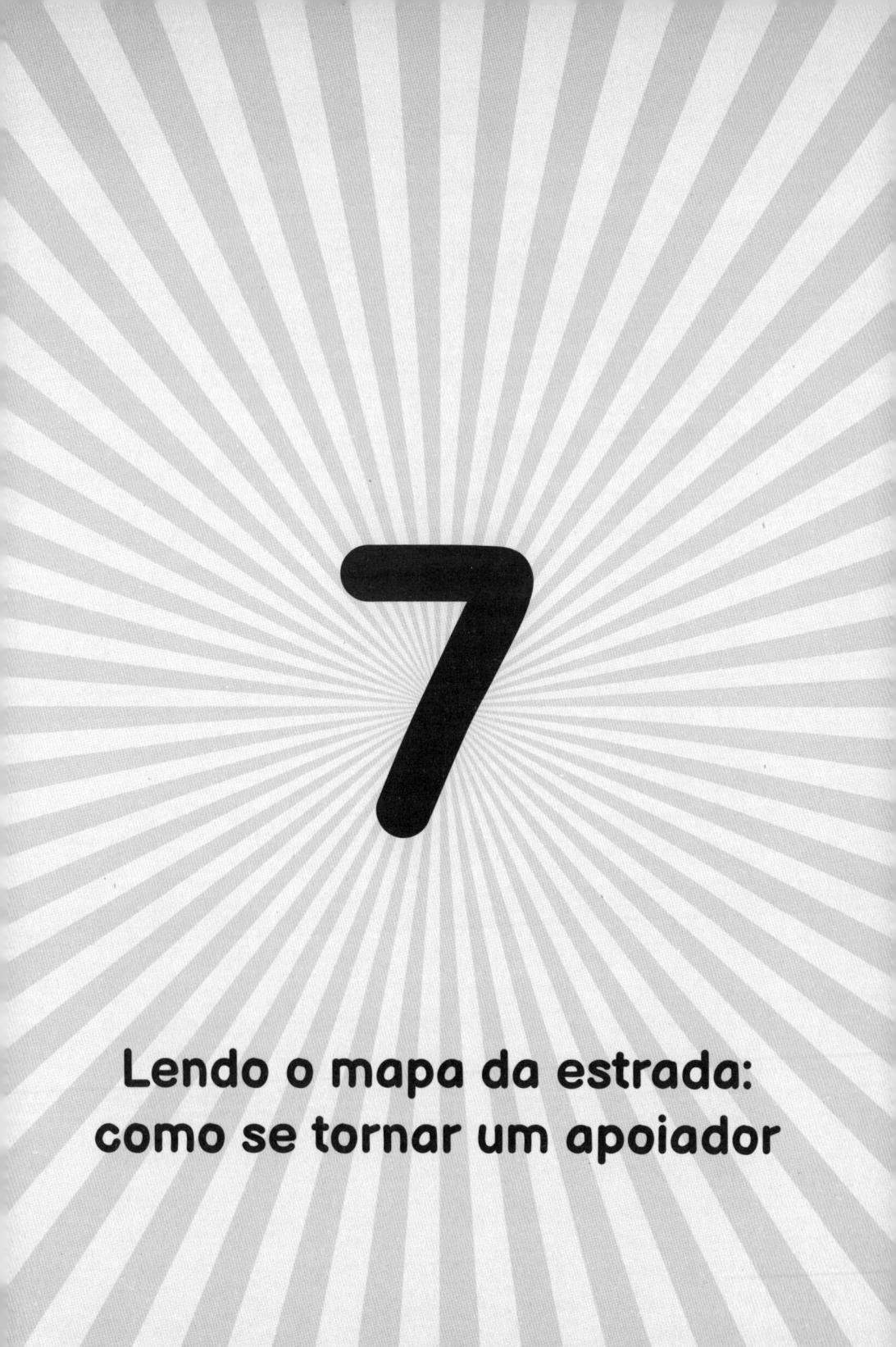

7

Lendo o mapa da estrada: como se tornar um apoiador

7

Durante o recesso, Jennifer, uma aluna do sexto ano que tem um irmão com síndrome de Down, do alto, uma menina exclamou: "Sou tão retardada!". Ela caminhou até a menina e educadamente disse como a palavra "retardada" a fazia se sentir, e então ela ofereceu algumas escolhas melhores de palavras. Ahmad, um jovem de 14 anos que tem uma irmã mais nova com síndrome de Down, escreveu uma carta para o jornal local, explicando as coisas maravilhosas que sua irmã pode fazer e encorajando todos na comunidade a serem mais acolhedores com as pessoas com diferenças. Nora, uma jovem de 30 anos que tem uma irmã adulta com síndrome de Down, é professora do ensino fundamental e tem muitos alunos com deficiências em sua sala de aula. Ela faz um esforço para ajudar cada um de seus alunos a aprender o melhor de suas habilidades.

Jennifer, Ahmad e Nora são todos apoiadores. Seus esforços estão melhorando a qualidade de vida das pessoas com síndrome de Down e outras deficiências por meio de suas palavras, ações e exemplos. Neste capítulo, vamos explorar algumas das ações, grandes e pequenas, com as quais irmãos e irmãs podem defender seus irmãos e irmãs. Se você sente que quer fazer algo expressivo que faça a diferença para as pessoas com síndrome de Down ou apenas quer que seu irmão ou irmã seja feliz, você encontrará várias dicas práticas neste capítulo.

O que posso fazer para ajudar as pessoas com síndrome de Down?

Que pergunta solícita! Irmãos e irmãs de todo o país estão percebendo que podem fazer a diferença em nome de seus irmãos e irmãs com síndrome de Down. Você quer que o mundo se dê conta de todos os talentos que as pessoas com síndrome de Down têm? Talvez haja uma injustiça que você queira corrigir?

Talvez você esteja procurando se envolver mais na vida das pessoas com síndrome de Down por meio do serviço voluntário?

Se você está tendo esses pensamentos e sentimentos, isso significa que você está procurando se tornar um apoiador. Um "apoiador" é alguém que apoia uma pessoa ou uma causa. Os apoiadores divulgam a verdade, corrigem percepções errôneas e defendem algo em que acreditam. Há inúmeras maneiras de se tornar um apoiador da síndrome de Down. Aqui estão apenas alguns exemplos de irmãos e irmãs ao redor dos Estados Unidos:

- Educar os outros em conversas casuais. Em seu contato diário com amigos, professores, entre outros, você pode oferecer informações adicionais quando as pessoas fizerem comentários imprecisos sobre alguém com síndrome de Down ou outra deficiência. Quando você adiciona casualmente alguns fatos à conversa, você ajuda a educar os outros sem fazer um grande alarde sobre isso.

- Seja um voluntário. Você também pode apoiar, de modo voluntário, uma organização que ajude pessoas com síndrome de Down e outras deficiências. Ao se voluntariar, você está enviando a mensagem para outras pessoas da comunidade de que você acredita que as pessoas com deficiência devam ter oportunidades sociais e esportivas como todas as outras pessoas. Uma organização popular para a qual muitos

> "Os apoiadores divulgam a verdade, corrigem percepções errôneas e defendem algo em que acreditam."

irmãos e irmãs gostam de ser voluntários é a Special Olympics. Visite www.specialolympics.org para conferir suas atividades. Outras organizações esportivas podem existir em suas comunidades e escolas locais.

- Iniciar um programa Best Buddies na escola. Você já notou estudantes com síndrome de Down e outras deficiências sentados em sua própria mesa durante o almoço? Talvez você sinta que outras crianças na escola raramente passam tempo com os alunos que têm diferenças de aprendizado. Alguns irmãos e irmãs em todo o país tentaram mudar isso iniciando um programa Best Buddies em suas escolas. Esse programa combina cada aluno participante com uma deficiência com um "amigo" na escola que não tem uma deficiência. Os amigos então fazem atividades divertidas em grupo depois da escola ou na comunidade, como boliche ou assistir a filmes. O objetivo desse programa é promover a amizade e a conscientização. Você está ajudando as pessoas com deficiência a desenvolver mais relacionamentos e está abrindo os olhos de seus outros colegas de classe na escola. Para informações sobre como iniciar um programa Best Buddies em sua escola, visite www.bestbuddies.org.

- Escreva um editorial ou uma carta ao editor de seu jornal local. Há algo que o incomoda sobre como as pessoas tratam seu irmão ou irmã com síndrome de Down? Há alguma coisa que você aprendeu com seu irmão que queira compartilhar com sua comunidade? Considere escrever um editorial para o jornal local. Sua voz é poderosa e os jornais adoram receber artigos de opinião dos jovens. Se você estiver interessado, eis o que você deve fazer: ligue para seu jornal local e pergunte como você pode enviar um editorial ou uma carta para o editor. Talvez você também possa encontrar essa informação *on-line* no site do jornal. Saiba a quantas palavras se limita e para onde enviar sua submissão. A seguir, escreva suas ideias e considere pedir a uma pessoa de confiança que dê algum parecer. Em seguida, envie para o jornal, como eles instruíram, e você poderá ver seu artigo na imprensa! Você também pode escrever um artigo para o jornal de sua escola.

- Avise os repórteres quando eles falarem da síndrome de Down. Um repórter de TV local ou jornalista de jornal impresso escreveu um artigo sobre a síndrome de Down com o qual você concordou? Se sim, muitas vezes você pode encontrar seus endereços de e-mail na parte inferior dos artigos ou em suas páginas da web. Envie um *e-mail* rapidamente e diga o que você gostou sobre a reportagem deles. Os repórteres gostam de receber bons comentários e, se ouvirem muitas coisas positivas, estarão mais aptos a escrever artigos sobre a síndrome de Down no futuro. Se, no entanto, um repórter deixar escapar algo ou se você discordar de sua reportagem, diga também. Os jornais às vezes fazem correções; mas, o mais importante, você educará os repórteres para que eles sejam mais precisos na próxima vez em que relatarem sobre o tema.

- Use linguagem apropriada e incentive outros a fazerem o mesmo. Como discutimos no Capítulo 1, às vezes as pessoas podem usar, consciente ou inconscientemente, palavras ofensivas na descrição de pessoas com síndrome de Down. Você possivelmente ouve as pessoas usando a palavra "r" de vez em quando. Ou, você pode ouvi-las dizendo "A menina do Down..." em vez de "Aquela menina com síndrome de Down....". Use um bom vocabulário em sua fala e escrita, e você ficará surpreso com o quão contagioso seu exemplo será. E, usando as dicas encontradas no Capítulo 1, ajude a informar os outros sobre como eles poderão fazer melhores escolhas de palavras na próxima vez.

> "Use um bom vocabulário em sua fala e escrita, e você ficará surpreso com o quão contagioso seu exemplo será."

- Escreva ou telefone a seu representante local. Às vezes há uma questão que precisa da ajuda e apoio de nossos deputados – as pessoas que foram eleitas para nossos cargos estaduais e nacionais. Não deixe que a ideia de contatar os legisladores o assuste; na verdade, eles gostam de atender jovens como você. Você pode encontrar as informações de contato dos deputados locais e nacionais *on-line* ou perguntando a seus pais. Escreva ou ligue para seus representantes legislativos e compartilhe suas preocupações com eles. Alguns irmãos e irmãs escreveram a seus congressistas sobre o fato de que seus irmãos e irmãs não estão sendo autorizados a se formar ou sobre a necessidade de criar mais oportunidades educacionais para seus irmãos e irmãs. Algumas vezes os deputados podem usar sua influência para criar mudanças rápidas. Se você estiver interessado, trabalhe com seus pais para que sua voz seja ouvida pelos funcionários eleitos.

- Organize uma campanha de arrecadação de fundos para a síndrome de Down. Muitos grupos locais com síndrome de Down estão tentando levantar fundos para pesquisa, oportunidades educacionais e inclusão social para pessoas com síndrome de Down. Você pode participar da missão deles ajudando a arrecadar fundos próprios. Primeiro, veja se existe uma organização local para a síndrome de Down em sua região. Se houver, entre em contato com eles e veja se eles têm alguma angariação de fundos que possa contar com sua ajuda. Caso contrário, considere realizar uma campanha de arrecadação de fundos própria para apoiar uma das organizações nacionais de síndrome de Down. Você poderia vender biscoitos, participar de um Buddy Walk (www.buddywalk.org), ou patrocinar uma dança, só para citar alguns.

As ideias são infinitas. Não tenha medo de usar suas habilidades criativas na defesa das pessoas com síndrome de Down. Basta lembrar que, mesmo sendo apenas uma pessoa, você pode fazer a diferença. As pessoas vão ouvir. As mudanças podem ser feitas.

Você tem uma ideia de defesa que gostaria de compartilhar com outros irmãos e irmãs? Confira alguns dos recursos, como as *listservs* e páginas da internet, no Capítulo 9 para aprender como você pode trocar suas ideias.

E se eu não quiser ajudar as pessoas com síndrome de Down? Tudo bem?

Ter uma irmã ou irmão com síndrome de Down não significa necessariamente que você tenha vontade de ajudar pessoas com deficiência em seu tempo livre! Além disso, você pode não ter o mínimo interesse em ter uma carreira que envolva trabalhar com pessoas com deficiência. Você não deve se sentir mal se pensar dessa maneira. Lidar com as diferenças em sua própria vida pode ser suficiente para você, e tudo bem.

Alguns irmãos desenvolvem um interesse especial pela síndrome de Down, enquanto outros se envolvem com outras coisas importantes para eles – arte, música, esportes, direção escolar ou projetos de arrecadação de fundos para outras causas válidas. Há muitas maneiras de passar seu tempo fora da escola e do trabalho, além de se envolver com a síndrome de Down. Você pode descobrir que à medida que envelhece, seu interesse em ajudar pessoas com síndrome de Down pode começar a mudar.

Mesmo que você não opte por se envolver de formas maiores e expressivas, saiba que você pode – e provavelmente já está – fazendo a diferença de formas menores, mas importantes. Por exemplo, você pode torcer por seu irmão em eventos das Special Olympics sem ter que se voluntariar para ajudar. Você pode se enturmar em casa com os amigos de sua irmã com síndrome de Down sem ser o voluntário para acompanhar a viagem deles ao cinema. Você pode "dar as mãos" ou dizer olá aos estudantes com deficiência que você vê no corredor da escola, mas não ser o companheiro de almoço no refeitório. Todas essas são, na verdade, maneiras de ser útil sem fazer um grande alarido. Faça o que for mais confortável para você e saiba que isso é bom o suficiente!

Como explicar a síndrome de Down a meus amigos?

Seus amigos podem ter curiosidade sobre a síndrome de Down, e alguns deles podem não saber muito sobre ela. Conhecer seu irmão ou irmã e descobrir sobre suas habilidades e qualidades pessoais ajudará a ensinar seus amigos. Mas, se eles ainda tiverem algumas perguntas, você sempre poderá compartilhar algumas informações adicionais:

- O Capítulo 1 inclui muitos fatos sobre a síndrome de Down, inclusive como ela ocorre e algumas das características comuns. Seus amigos podem ter algumas outras perguntas que estão listadas neste capítulo. Fornecer os fatos é um ótimo primeiro passo para ter uma conversa com seus amigos. Você pode manter sua resposta curta e suave e mudar de assunto se não se sentir muito à vontade com a discussão. À medida que você envelhece e tem mais prática, você pode descobrir que fica mais relaxado e à vontade com qualquer pergunta.

- Além de dar fatos gerais, você pode querer falar sobre as habilidades e expectativas de seu irmão para o futuro. Descreva algumas de suas realizações recentes ou coisas que o deixem orgulhoso. Uma vez que você inicie uma conversa sobre a síndrome de Down com seus amigos, eles ficarão mais à vontade para fazer outras perguntas sempre que quiserem saber mais.

Se você nunca mencionou o assunto da síndrome de Down com seus amigos, e agora não sabe por onde começar, dê uma olhada mais atenta na última pergunta do Capítulo 5 (página 118) para obter mais sugestões sobre como iniciar a conversa.

> **"** Fornecer os fatos é um ótimo primeiro passo para ter uma conversa com seus amigos. **"**

Quais são algumas das carreiras que eu posso ter se quiser ajudar as pessoas com síndrome de Down?

Muitos irmãos e irmãs se interessam em explorar carreiras que envolvam ajudar pessoas com síndrome de Down e outras deficiências.

Às vezes isso se deve ao fato de terem visto em primeira mão como pessoas devidamente treinadas trabalham para ajudar seus irmãos. Ou eles começam a procurar maneiras de "retribuir". De alguma forma,

> **" Só por ser irmão de alguém com síndrome de Down, você não é obrigado a se dedicar a uma carreira relacionada à síndrome de Down e às deficiências. "**

eles querem compartilhar com outros as muitas lições de vida que aprenderam com seu irmão ou irmã com síndrome de Down. Alguns irmãos querem dedicar suas carreiras a quebrar as barreiras que as pessoas com síndrome de Down enfrentam. Ou alguns irmãos e irmãs simplesmente acham que uma carreira relacionada a pessoas com síndrome de Down é pessoalmente recompensadora – ao saber que você está de alguma forma tornando o mundo melhor para pessoas como seu irmão ou irmã.

Primeiramente, saiba que só por ser irmão de alguém com síndrome de Down, você não é obrigado a se dedicar a uma carreira relacionada à síndrome de Down e às deficiências. Essa não é uma escolha para todos, e há maneiras de apoiar as pessoas com síndrome de Down por meio do trabalho voluntário fora de seu trabalho regular. Se você estiver interessado em procurar um emprego que ajude as pessoas com síndrome de Down, há muitas opções. A seguir estão listados apenas alguns exemplos das carreiras que visam o trabalho com deficiência:

- Professor: como educador, você pode trabalhar em uma sala de aula de educação especial ou pode ensinar alunos que estão incluídos em uma sala de aula "regular". Você pode trabalhar com muitos alunos com deficiências e pode até mesmo defender mais oportunidades educacionais para pessoas com síndrome de Down.
- Médico: você pode se tornar um médico que trabalhe especificamente com crianças e/ou adultos portadores de deficiências. Os médicos desempenham um papel valioso na defesa da saúde e do bem-estar das crianças com síndrome de Down.
- Enfermeira: muitas enfermeiras trabalham diretamente com pessoas com síndrome de Down e outras deficiências no hospital ou em

clínicas especializadas. Dentro dessa carreira, você pode se concentrar na idade e no tipo de medicina que mais interessa a você.

- Fisioterapeuta, terapeuta ocupacional, fonoaudiólogo: todos esses médicos especialistas desempenham um papel importante na ajuda às pessoas com síndrome de Down. Nessas carreiras, você pode trabalhar com crianças com deficiências para melhorar suas forças, desenvolver habilidades de vida e se comunicar com mais clareza.

- Advogado de direitos das pessoas com deficiência: as pessoas com síndrome de Down têm hoje muito mais oportunidades do que jamais tiveram, porque muitos advogados defenderam seus direitos. Como advogado dos direitos dos portadores de deficiência, você pode lidar com as injustiças que são mais importantes para as pessoas com síndrome de Down e suas famílias. Você pode lidar com problemas educacionais, questões trabalhistas ou direitos médicos, só para citar alguns.

- Cientista: talvez você esteja interessado em desvendar os mistérios do cromossomo 21 ou desenvolver novas opções terapêuticas para as pessoas com síndrome de Down. Você poderia se tornar um pesquisador, trabalhando em um laboratório, hospital ou na comunidade, tentando fazer avanços em favor da síndrome de Down. Além desses caminhos direcionados para se trabalhar com pessoas com deficiência, há muitos outros empregos nos quais você poderia fazer a diferença. Considere os seguintes exemplos:

- Proprietário de loja: talvez você queira se tornar uma pessoa de negócios, e esteja interessado em administrar uma grande loja. Talvez, como chefe executivo, você possa desenvolver uma política que encoraje as pessoas com síndrome de Down a trabalhar para sua empresa.

- Escritor ou jornalista: há muitas histórias sobre pessoas com síndrome de Down que ainda não foram contadas. Se você se tornar um escritor ou jornalista, você poderá compartilhar com o mundo algumas de suas experiências vivendo com seu irmão ou irmã que tem síndrome de Down. Fazendo isso, aumentará a compreensão pública dos problemas enfrentados pelas pessoas com síndrome de Down. Você pode até escrever um romance que inclua um personagem com síndrome de Down.

- Nutricionista ou dietista: talvez você goste de ajudar as pessoas a levar um estilo de vida saudável, ensinando-as a fazer boas escolhas alimentares. Nutricionistas podem trabalhar com pessoas com síndrome de Down e outras deficiências, ajudando a lidar com condições como doença celíaca e obesidade, que discutimos no Capítulo 1.

- Assistente social: os assistentes sociais estão envolvidos em uma variedade de ambientes, incluindo hospitais, onde eles tentam garantir que uma pessoa esteja conectada com os recursos comunitários disponíveis. Por exemplo, um assistente social hospitalar pode ajudar uma pessoa no hospital a conseguir vales de alimentação ou encontrar uma moradia melhor. Outros assistentes sociais podem ajudar as pessoas com deficiências a localizar programas de recreação ou treinamento profissional que possam ser benéficos. Além disso, alguns assistentes sociais trabalham diretamente para agências que ajudam pessoas com deficiências. Outros ainda podem dirigir grupos de apoio para irmãos e irmãs de indivíduos com deficiência ou se especializar em aconselhamento de pessoas com deficiência para ajudá-los a lidar com depressão ou outros problemas.

O que eu posso precisar fazer para ajudar minha irmã quando formos adultos?

Os papéis dos irmãos adultos variam de acordo com as necessidades de seus irmãos e com os pedidos de suas famílias. Se você está se fazendo essa pergunta, você pode considerar a possibilidade de ter uma conversa com seus pais.

> **"As pessoas com síndrome de Down têm hoje muitas opções de vida diferentes."**

Eles provavelmente têm alguns pensamentos próprios, e ter uma conversa com eles deveria dar uma noção do que estão pensando. Você também deve deixá-los saber o que você tem em mente!

Talvez o que você queira mesmo saber é se sua irmã um dia terá que morar com você. Alguns irmãos e irmãs recebem seus irmãos e irmãs em suas casas quando seus pais não podem fazê-lo. No entanto, essa não é necessariamente a única solução. As pessoas com síndrome de Down têm hoje muitas opções de vida diferentes. Algumas vivem sozinhas ou com um companheiro de quarto e podem precisar apenas de um conselheiro ou membro da família que, às vezes, as visite para ajudar no planejamento das refeições, no orçamento e afins. Outras moram em casas de grupo com outras pessoas que têm ou não deficiências. A equipe da casa do grupo pode fazer as tarefas de cozinha e limpeza da casa ou pode supervisionar os residentes na realização dessas tarefas. Em alguns casos, os funcionários moram na casa do grupo, de modo que podem estar sempre disponíveis. Em outros casos, o pessoal vem para a casa em momentos do dia em que os residentes mais precisam deles. Para determinar o que pode ser possível para seu irmão, você deve ter uma conversa com seus pais e sua irmã.

Embora sua irmã possa não morar com vocês quando ambos forem adultos, muitos irmãos assumem alguma responsabilidade por seu irmão ou irmã com síndrome de Down. Aqui estão algumas das maneiras que você pode escolher para ajudar sua irmã no futuro:

- Visite sua irmã e leve-a para fazer compras ou jantar fora.
- Ajude com questões financeiras, tais como pagar suas contas ou saldar seu talão de cheques.

- Marque consultas médicas para ela e faça um acompanhamento para ter certeza de que ela está tomando os medicamentos ou seguindo os conselhos do médico.
- Providencie oportunidades sociais, ajudando a organizar o transporte para levá-la e trazê-la das casas dos amigos, do cinema etc.
- Inclua-a em eventos de férias e reuniões familiares.
- Avalie rotineiramente seus planos de vida por meio de suas próprias observações e conversas com sua irmã. Faça quaisquer mudanças, conforme necessário, para mantê-la segura e feliz.
- Ajude-a com qualquer problema pessoal ou de trabalho, sendo um bom ouvinte e acompanhando-a conforme necessário para garantir que ela esteja feliz e em uma boa situação.
- Ajude no planejamento das refeições e das compras para garantir que ela esteja comendo bem e cuidando bem de si mesma.

Dependendo da idade de seu irmão ou irmã com síndrome de Down, seus pais podem já ter feito planos para o futuro. Eles podem ter feito algumas anotações sobre seus planos e ideias, ou as escrito mais formalmente, em algo chamado "Carta de Intenção".

Quando você estiver tendo uma conversa com seus pais sobre esse tópico, você pode perguntar se eles colocaram alguma coisa por escrito. Caso contrário, você pode passar algum tempo falando sobre o futuro e sobre o que eles esperam que seja possível para sua irmã. Sugira que seus pais escrevam algumas de suas ideias para que seus pensamentos possam servir como um guia para o cuidado dela no futuro. Dessa forma, você e seus outros irmãos, se você tiver, não terão que tomar todas as decisões quando seus pais não estiverem mais por perto. Ter uma lista escrita dos médicos de sua irmã, cone-

> **"** Sugira que seus pais escrevam algumas de suas ideias para que seus pensamentos possam servir como um guia para o cuidado dela no futuro. **"**

xões sociais e outras informações importantes também é útil e muitas vezes está incluído em uma "Carta de Intenção".

Se seus pais não elaboraram uma Carta de Intenção – ou nunca ouviram falar dela – você pode recomendar o livro, The Special Needs Planning Guide, de John Nadworny e Cynthia Haddad. Os pais também podem baixar, gratuitamente, uma Carta de Intenção preenchida por Jo Ann Simons, a mãe de um jovem adulto com síndrome de Down. O documento é chamado "Footprints for the Future" e pode ser encontrado em "Resources" em www.theemarc.org.

Como posso iniciar uma conversa com meus pais para fazer perguntas sobre meu irmão e a síndrome de Down?

O mais provável é que seus pais tenham compartilhado informações com você de tempos em tempos sobre seu irmão com síndrome de Down. Além disso, você sabe um pouco sobre seu irmão – como ele aprende, o que ele gosta, quais são seus pontos fortes e seus desafios. Você pode até saber mais sobre seus interesses do que seus pais! Mas você pode ter algumas perguntas sobre coisas que não são discutidas com tanta frequência, como qualquer problema médico que ele possa ter, problemas escolares ou as expectativas de seus pais para você e seu irmão no futuro. Ter essas informações o ajudará a ser um melhor defensor de seu irmão agora e no futuro.

Quando você pensa em conversar com seus pais sobre assuntos mais difíceis, você pode se sentir um pouco relutante em trazer as coisas à tona. Se todos estão felizes e tendo um ótimo dia, talvez você não queira aborrecer seus pais introduzindo o tema. Na maioria dos casos, entretanto, os pais ficam felizes em esclarecer suas preocupações e esclarecer suas dúvidas. Se você não fizer perguntas, seus pais não saberão que você precisa de mais informações. Acredite ou não, os pais não sabem ler mentes. Em geral, eles não sabem o que você está pensando, a menos que você os avise! À medida que você cresce, pode achar mais fácil conversar com seus pais

> "Se você não fizer perguntas, seus pais não saberão que você precisa de mais informações."

sobre a síndrome de Down. Entretanto não há necessidade de esperar até esse dia se você tiver algumas perguntas urgentes.

Aqui estão algumas sugestões sobre como iniciar essas importantes conversas com seus pais:

- Escolha uma hora em que eles não estejam ocupados e você saiba que eles têm algum tempo para conversar.
- Se possível, faça que seja um momento em que seu irmão não esteja por perto para que você não fale de seu irmão na frente dele.
- Se for quase impossível ter um minuto quando seus pais tenham tempo e seu irmão não esteja por perto, talvez você precise marcar um encontro com eles para uma hora que seja conveniente para todos. Coloque a data no calendário para que todos se lembrem de reservar o tempo.
- Comece a conversa deixando que seus pais saibam que você tem algumas perguntas. Para ajudá-los a ouvir o que você está dizendo, talvez você queira informar o que está em sua mente e por que isso tem preocupado você.
- Se as respostas que você receber não forem suficientemente detalhadas, faça perguntas de esclarecimento. Pedir informações adicionais também o ajudará a entender muito melhor as informações.
- Se seus pais disserem para não se preocupar, que eles têm tudo sob controle, sinta-se à vontade para pedir esclarecimentos. Explique que você tem algumas perguntas e que se sentiria melhor se conhecesse os pensamentos deles.

Se eu não me sinto à vontade para falar com meus pais sobre a síndrome de Down, a quem mais posso recorrer?

Se, após ler a pergunta e resposta anteriores, você ainda se sentir desconfortável ao abordar seus pais com perguntas sobre a síndrome de Down, pense em com quem mais você poderia falar. Encontrar alguém com quem falar é muito importante. Fazer perguntas e obter respostas ajuda você a lidar muito melhor com a vida! Outras pessoas que você pode abordar incluem:

- Uma tia, tio ou, talvez, um avô de confiança.
- Um professor ou orientador na escola.
- Seu médico de família.
- Se você tiver um grupo local de apoio aos irmãos em sua região, o assistente social ou coordenador do programa de irmãos.
- Um irmão ou irmã mais velho dentro de sua própria família.
- Outro irmão ou irmã que tenha um irmão com síndrome de Down.

Embora informações gerais muito boas sobre a síndrome de Down possam ser encontradas em livros como este, ou em sites recomendados, conversar diretamente com alguém é mais valioso, sobretudo se a pessoa conhece seu irmão ou irmã. Pense nas possibilidades listadas aqui e depois se concentre em quem são essas pessoas em sua vida. Escolha a pessoa que você acha que seja a melhor ouvinte e dê os melhores conselhos. Lembre-se: não existe isso de pergunta idiota. Se você tem uma pergunta, você precisa de uma resposta.

> "Fazer perguntas e obter respostas ajuda você a lidar muito melhor com a vida!"

RESUMO

- Um "apoiador" é alguém que apoia uma pessoa ou causa. Você pode se tornar um apoiador das pessoas com síndrome de Down de muitas maneiras, tanto grandes quanto pequenas. Ser voluntário, escrever cartas para jornais locais e servir de modelo para uma linguagem sensata são apenas algumas dessas maneiras.

- Se você estiver interessado em um dia ter um emprego que beneficie as pessoas com síndrome de Down, você tem muitas opções de carreira, tais como ser médico, assistente social, professor ou advogado de direitos de pessoas com deficiência.

- Só porque você tem um irmão ou irmã com síndrome de Down não significa que você tenha que defender ou escolher uma carreira que ajude as pessoas com deficiência. Lidar com as diferenças em sua própria vida pode ser suficiente para você, e tudo bem.

- Ao explicar a síndrome de Down a seus amigos pela primeira vez, comece com os fatos e depois fale sobre algumas das habilidades e realizações de seu irmão ou irmã.

- As pessoas com síndrome de Down têm hoje muitas opções de vida. Alguns irmãos e irmãs, quando adultos, podem receber seus irmãos com síndrome de Down em suas próprias casas. Entretanto, há também muitas outras oportunidades para os adultos com síndrome de Down viverem vidas independentes com o apoio apropriado.

- Se você estiver pensando no futuro de seu irmão ou irmã, peça a seus pais para compartilhar alguns de seus planos para seu irmão ou irmã. Isso pode tomar a forma de uma "Carta de Intenção", um documento que inclui informações que você precisará saber sobre seu irmão e irmã quando seus pais não estiverem mais por perto.